AF568637

Walter A. Posch - Allergien - ein medizinischer Irrtum

Walter A. Posch

Allergien - ein medizinischer Irrtum

Allergien verstehen - entschlüsseln - lösen

Artha

ISBN 978-3-89575-169-1
2. Auflage

D 87466 Oy-Mittelberg

Die Ratschläge in diesem Buch sind von dem Autor und vom Verlag sorgfältig erwogen und geprüft, dennoch kann eine Garantie nicht übernommen werden. Eine Haftung des Autor bzw. des Verlags und seiner Beauftragten für Personen, Sach- und Vermögensschäden ist ausgeschlossen.

Hinweis: Das vorliegende Buch ist von dem Autor sorgfältig erarbeitet worden. Es bedarf dennoch vor Anwendung der kritischen Selbstbeobachtung. Jeder Leser ist aufgefordert, in eigener Verantwortung zu entscheiden, ob und inwieweit die Ratschläge für ihn eine Alternative zur Schulmedizin darstellen. Beachten Sie bitte die Grenzen der Selbstbehandlung. Sobald Sie bei Erkrankungen über deren Schwere und Verlauf unsicher sind, müssen Sie den Arzt oder Heilpraktiker hinzuziehen. Riskieren Sie nichts.

Lektorat: Monika Anzenberger
Gestaltung und Layout: Rolf Mihm
Internet Verlag: www.artha.de
Druck: CPI books GmbH in 25917 Leck

Inhaltsverzeichnis

Danksagung

Ganz besonders bedanken möchte ich mich an dieser Stelle bei Monika Anzenberger, einer langjährigen lieben Freundin, die mir beim Korrekturlesen zur Seite stand und mir auch den einen und anderen wertvollen Tipp zur Finalisierung dieses Buches geben konnte.

Weiters bedanke ich mich bei David Münnich, der mir seine Grafiken und Auszüge aus seinen Büchern zur Verfügung gestellt hat.

Ein besonderer Dank gebührt auch meinem lieben Freund Björn Eybl, der mich sowohl durch sein Buch inspiriert, als auch durch Klientenfälle unterstützt hat.

Weiters möchte ich mich bei Ursula Stoll bedanken, die mir in Bezug auf das Thema Medikamente bei Allergien wichtige Informationen und Tipps geben konnte und bei Ingmar Marquardt für die Bereitstellung seiner Klientenfälle.

2. Wie alles begann

Es ist Sommer 1995. Ich fahre gerade mit meinem Auto, einem dunkelroten Mazda 626, durch die Straßen von Wien. Ich bin in Favoriten, dem 10. Wiener Gemeindebezirk unterwegs. Das Radio läuft, ich bin gut gelaunt und summe bei der eben gespielten Melodie mit. Es ist kurz vor 16.00 Uhr. Die Nachrichten werden angekündigt. Es gibt wieder Neuigkeiten im Fall „Olivia Pilhar“. Olivia ist ein 6-jähriges Mädchen. Sie hat einen Nierentumor und ihre Eltern verweigern ihr die schulmedizinische Behandlung. Sie sind Anhänger einer mittlerweile zu trauriger Berühmtheit gelangten Sekte rund um Dr. Ryke Geerd Hamer, einem Wunderheiler und Sektenführer, dem aufgrund seiner dubiosen Machenschaften die ärztliche Approbation entzogen wurde. Im selben Moment kippt meine gute Laune. Ich merke wie es in mir zu kochen beginnt. Mein Herzschlag erhöht sich. Auch meine Atmung wird schneller. Augenblicklich treibt es mir die Zornesröte ins Gesicht. Meinen Gedanken entfährt ein: „Nehmt ihnen endlich das Kind weg!“ Wütend schlage ich gegen das Lenkrad. Dann, die erlösende Nachricht. Die Radiosprecherin verkündet, dass den Eltern das Sorgerecht entzogen wurde und sich Olivia bereits im St. Anna Kinderspital in ärztlicher Behandlung befindet. Ich atme lautstark durch. Es fühlt sich an, als wäre gerade ein riesengroßer Stein von mir abgefallen.

„Geschafft!“

Ein Lächeln voller Genugtuung entfährt meinem Gesicht. Die Welt ist wieder in Ordnung!

Mittlerweile sind 13 Jahre vergangen

Ich befinde mich auf einer Gesundheitsmesse und schlendere gerade durch die Gänge des Buchstandes, als mir der Titel eines Buches ganz besonders ins Auge sticht. „Die lukrativen Lügen der Wissenschaft“ von Johannes Jürgenson. Das Kapitel „Krebs“ interessiert mich im Besonderen. Hatte mein Vater doch in den letzten Jahren dreimal Darmkrebs und mein Schwiegervater war bereits vor einigen Jahren an den Folgen desselben verstorben. Seltsam, denke ich mir, Jürgenson erwähnt in diesem Buch auch den Namen Dr. Hamer. Beim Lesen bemerke ich, dass dieser ganz anders über Hamer berichtet als es die Medien vor 13 Jahren taten. Jürgenson führt aus, dass Hamer bereits vor vielen Jahren die Ursache sämtlicher Erkrankungen entschlüsselt habe und, dass dieser weder Wunderheiler noch Sektenführer wäre. Ich stehe mit dem Buch in der Hand wie gebannt da und bemerke, wie mein Weltbild zu bröckeln beginnt. „Sollte Jürgenson recht haben?“

Zuhause angekommen durchstöbere ich das Internet und stoße schließlich auf die Internetseite dieses Dr. Hamer. Ich beginne einen Klientenfall nach dem anderen zu lesen. Es vergehen Stunden, Tage und schließlich Wochen. Je mehr ich lese umso mehr keimt in mir ein Verdacht: „Sollte all das stimmen, was diese Klienten berichten, dann führt Hamer ja (beinahe) die gesamte Schulmedizin ad absurdum!“

Mein Entschluss steht fest, ich werde mich mit der Thematik näher befassen und die hamerschen Thesen überprüfen.

Im vorliegenden Buch werde ich nun meine, im Laufe vieler Jahre gesammelten Erfahrungen und Klientenfälle erzählen und dabei unter Bezugnahme auf verschiedenste Autoren, Fachleute und Lexika das Thema Allergien genauestens beleuchten, sowie die unterschiedlichen Sichtweisen dazu darstellen.

Aus Gründen des vereinfachten Leseflusses wird in der vorliegenden Abhandlung ausschließlich eine maskuline Schreibweise verwendet, obwohl es sich dabei gleichsam um die weibliche und männliche Anrede handelt.

Da ich weder Arzt noch Apotheker bin bitte ich Sie liebe Leserin, lieber Leser mir absolut nichts von dem was ich in diesem Buch behaupte, zu glauben.

Ich fordere Sie im Gegenteil dazu auf es mir gleichzutun, alle Thesen selbst zu überprüfen und zu versuchen, diese zu widerlegen.

Noch während der Fertigstellung dieses Buches erreichte mich die Nachricht vom Ableben Dr. Hamers († 02. Juli 2017).

Möge Dr. Hamer jenen Frieden finden, den er Zeit seines Lebens gesucht hat.

Ich möchte mich an dieser Stelle allerdings auch ausdrücklich von jeglichem Antisemitismus und von allen Verschwörungstheorien distanzieren, mit denen die 5 biologischen Naturgesetze und die Neue Medizin in Verbindung gebracht werden.

3. Thesen

3.1. Krankheit vs. Gesundheit

Zum besseren Verständnis werde ich die Thesen Dr. Hamers anhand nachfolgender Graphiken und Darstellungen vereinfacht erläutern.

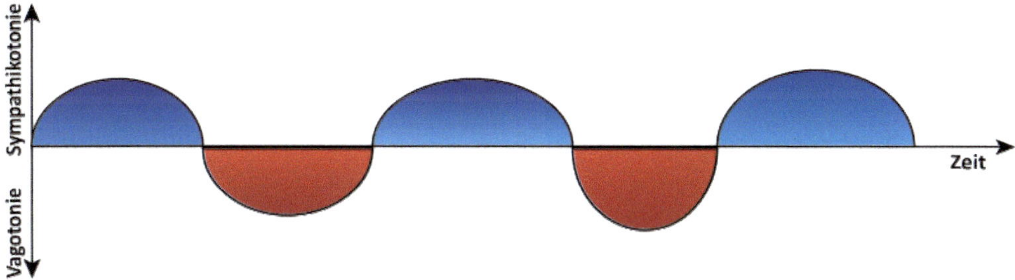

Abb. 1.: Tag-/Nachtrhythmus[1]

Im Normalfall befinden wir uns in einem ausgeglichenen Verhältnis zwischen Tag- und Nachtrhythmus. Dieser wechselt im Idealfall im Zwölfstundentakt.

Bei Tag ist man aktiv (sympathikoton), bei Nacht schläft man, ist also inaktiv und entspannt (vagoton).

Dieser Rhythmus ist in unserem vegetativen Nervensystem (Vegetativum) entsprechend abgespeichert.

Aufgrund seiner eigenen Erkrankung an Hodenkrebs, kam Dr. Hamer mit vielen Leidensgenossen ins Gespräch. Dabei war ihm aufgefallen, dass ALLE die ebenfalls an Hodenkrebs erkrankt waren, einen schweren Verlustkonflikt erlitten hatten. Genau wie Hamer selbst, der seinen Sohn verloren hatte, nachdem dieser an einer durch Fremdverschulden verursachten Schussverletzung verstarb. Bei ausnahmslos ALLEN war also ein geliebter Mensch gestorben oder sie waren, für sie völlig überraschend, verlassen worden.

Hamer erkannte dahinter eine Gesetzmäßigkeit und dehnte dadurch seine Forschungen auch auf andere Krebsarten aus. Schon bald war ihm klar, dass hinter jeder Krebserkrankung ein eigener konfliktiver Auslöser verantwortlich zeichnete und noch mehr, denn bei allen Patienten verlief die Krankheit immer gleichläufig und in zwei Phasen.

Die „Krankheit" trat demzufolge immer dann auf, wenn von den Patienten ein Konflikt (= schwerwiegendes Problem) gelöst wurde.

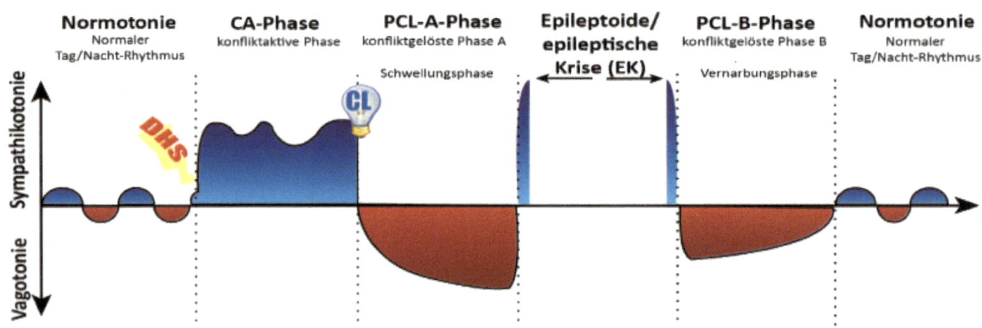

Abb. 2.: Verlaufsschema[2]

Bald darauf wusste Hamer auch, dass es um zu erkranken stets eines Konfliktschocks bedarf der

1. hochakutdramatisch
2. isolativ empfunden und
3. völlig unerwartet

eintrat. Man konnte sich also auf das plötzlich Geschehene in keinster Weise vorbereiten bzw. hat dieses absolut nicht vorhersehen können.

Übersetzt heißt dies, dass man sich vollkommen überraschend in einer Situation befindet, die einen wie der sprichwörtliche „Blitz" trifft.

Einen solchen Moment hat mit Sicherheit jeder schon mal erlebt. Dabei entfährt einem vielleicht ein: „Um Gottes willen!" und man reißt dabei Mund und Augen auf.

In dieser Sekunde startet unser Organismus in der Psyche, im Gehirn und dem korrelierenden Organ ein Überlebensprogramm (= SBS - für Sinnvolles Biologisches Sonderprogramm), das uns dabei unterstützt, diese Situation optimal meistern zu können.

Den Moment des Konfliktschocks benannte Dr. Hamer nach seinem verstorbenen Sohn Dirk, kurz DHS (Dirk Hamer Syndrom).

Ist man durch einen konfliktiven Schock nun in einen Ausnahmezustand, also erheblichen Stress (= Sympathicotonie) versetzt worden, kennzeichnen diese Phase (CA-Phase – für Konfliktaktivität) folgende Parameter

- erhöhte Ausschüttung von Stresshormonen (Adrenalin, Cortisol etc.)
- hoher arterieller Blutdruck - dadurch Engstellung der Gefäße und mitunter kalte Extremitäten (Hände und Füße)
- hoher Puls
- Einschlafstörungen
- Durchschlafstörungen (Etappenschlaf)
- Appetitlosigkeit
- ständiges Zwangsdenken um das konfliktive Thema

Wird der Konflikt durch irgendeinen Umstand gelöst (z.B. Entwarnung durch einen Arzt), wird augenblicklich der Stresspegel heruntergefahren (CL – für Konfliktlösung). Man geht in die Entspannung. Oftmals erkennt man diesen Zeitpunkt dadurch, dass einem ein „Gott sei Dank!“ entfährt und man dabei so richtig tief durchatmet. Ab nun regeneriert man.

Diese Phase, auch PCL-Phase oder Lösungsphase genannt, kennzeichnen nachfolgende Symptomatiken

- die Ausschüttung der Stresshormone wird verringert
- niedriger arterieller Blutdruck - durch Weitstellung der Gefäße und mitunter heiße Extremitäten
- langsamer Puls
- man kann wieder einigermaßen gut schlafen
- (extreme) Müdigkeit bis hin zur Schlappheit stellt sich ein

- der Appetit kehrt wieder langsam zurück
- das Zwangsdenken löst sich auf

Mit einem Wort, man ist jetzt „krank“

Das heißt, der Körper kompensiert nun die bereitgestellte Überenergie. Und zwar genau solange, wie der eigentliche Konflikt gedauert hat [z.B. 2 Wochen Konfliktaktivität (CA-Phase) = 2 Wochen Lösungssymptome (PCL A+B Phase)].

Dies lässt sich anhand eines Beispiels verdeutlichen

Frau M. erhält die Nachricht, dass ihr Kind von einem Auto überfahren wurde. Diese Nachricht fährt wie der Blitz in sie ein (=DHS). Sie ist in der Sekunde in einem Ausnahmezustand und denkt ab jetzt zwanghaft nur noch an ihr Kind (= CA-Phase).

Bekommt Frau M. nun Entwarnung durch einen Arzt: „Es ist alles glimpflich verlaufen“ löst sie im selben Augenblick den Konflikt (= CL) und wechselt dabei augenblicklich in die Regenerationsphase (PCL-Phase), die von entsprechenden Lösungssymptomen begleitet wird. Beim Todesangstkonflikt die Lungenbläschen betreffend wären diese, je nach Konfliktdauer und -intensität, eventuell (Blut-)Husten, Lungentuberkulose (TBC), Fieber und Nachtschweiß.

Anmerkung

Ca. 80 Prozent aller sogenannten „Krankheiten“ – also Zeitpunkte in denen man sich „krank fühlt“ - treten in der Lösungsphase (PCL) auf, da hier Schwellungen, Schmerzen, Müdigkeit, Schlappheit und viele andere Symptome bemerkt werden können. Lediglich ca. 20 Prozent werden in der aktiven Phase (CA) registriert. Diese beziehen sich hauptsächlich auf die Reaktionen des inneren Hautschemas (Kapitel 6. Pkt. 4.).

Die in der Abb. 2 ebenfalls angeführte epileptoide (= epilepsieartige) bzw. epileptische Krise leitet die Rückkehr zum normalen Tag- Nachtrhythmus ein. In dieser Phase wird der Konflikt vom Unterbewusstsein verarbeitet. Dabei **kann** es zu Absencen (Bewusstseinsstörungen), epileptischen Anfällen und anderen Reaktionen kommen.

Werden im Zuge der Lösungsphase übermäßig Flüssigkeiten eingelagert (PCL-A), werden diese in der PCL-B-Phase ausgeschieden (pinkeln, schwitzen, husten etc.).

Die PCL-A-Phase, also der erste Teil der Lösung, wird daher auch als Schwellungsphase bezeichnet.

3.2. Die Gehirnebenen

Unser Gehirn wird in 4 Hauptbereiche unterteilt. Das Stammhirn, das Kleinhirn, das Großhirnmarklager und die Großhirnrinde. Diese Gehirnebenen entwickelten sich aus den 3 Keimblättern. Dem Entoderm (inneres Keimblatt), dem Mesoderm (mittleres Keimblatt) und dem Ektoderm (äußeres Keimblatt). Wobei das Mesoderm in das Alt- und Neu-Mesoderm unterteilt wird.

Weiters werden Entoderm und Alt-Mesoderm auch als Althirn bezeichnet. Neu-Mesoderm und Ektoderm als Neuhirn.

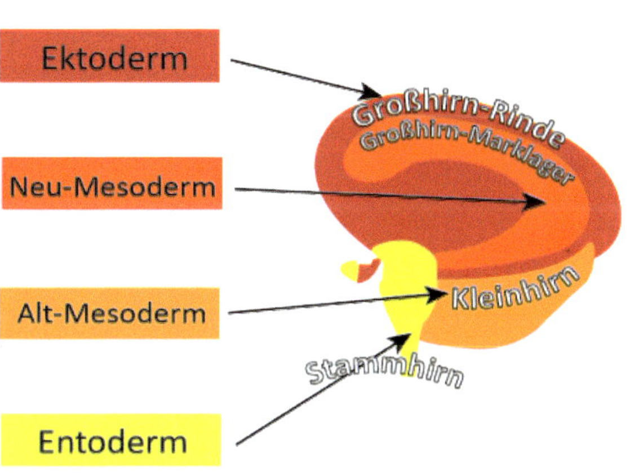

Abb. 3.: Hirnebenen[3]

Die Konfliktinhalte unterscheiden sich je nach Gehirnebene

Althirn		Neuhirn	
Entoderm	**Alt-Mesoderm**	**Neu-Mesoderm**	**Ektoderm**
Überlebens-Brocken, Ärger-Brocken	Angriff, Beschmutzung, Sorge/Streit	Selbstwert	Soziale Konflikte, Sexualität, Trennungskonflikte, Revierthemen

Abb. 4.: Gehirnebenen und deren Konfliktinhalte (eigene Darstellung)

Entwicklungsgeschichtlich wird davon ausgegangen, dass wir früher als ringförmige Tierchen, im Wasser gelebt haben. Dazu bedurfte es nur wenig - wir mussten Überleben (Essen, Trinken) und uns Fortpflanzen (Stammhirn - Entoderm). In einem weiteren Schritt wurden wir an Land gespült. Um unser Überleben nun weiterhin zu sichern brauchten wir Schutzhäute (Kleinhirn - Alt-Mesoderm). Danach bestimmte die Evolution, dass wir auch aufrecht gehen sollen und wir bekamen den Bewegungs- und Stützapparat (Großhirnmarklager - Neu-Mesoderm). Der letzte entwicklungsgeschichtliche Schritt war jener, der Sozialisierung (Großhirnrinde - Ektoderm). Wir schufen Territorien (Reviere), leben nun in Gruppen zusammen und interagieren auf sozialer Ebene.

Bei sogenannten Allergien bewegen wir uns fast ausschließlich im Stammhirn (Entoderm) und in der Großhirnrinde (Ektoderm).

Wichtig zu verstehen ist, dass es von jeder Wahrnehmung zwei Versionen gibt.

Die des Stammhirns ist die urarchaische Form. Hier geht es nur um lebensnotwendige Dinge, um die Fortpflanzung und darum Gefahren zu erkennen und zu vermeiden. Ist das was ich esse genießbar oder giftig?

In der Großhirnrinde findet das intellektuelle Denken und Bewerten statt. Hier stellt sich die Frage, ob das Essen auch tatsächlich gut schmeckt und ob es appetitlich aussieht. Man isst also sprichwörtlich „mit den Augen“.

Die archaische Form des Sehens, Hörens, Riechens und Schmeckens dreht sich überdies hauptsächlich um den Feind.

Ein Beispiel dafür wäre das Summen einer Wespe. Dieses wird von unserem Organismus als „feindlich“ eingestuft. Daher treten ab dem Zeitpunkt der akustischen Wahrnehmung des Summens sämtliche Geräusche, wie beispielsweise Gespräche von Personen, in den Hintergrund. Das Summen scheint „ohrenbetäubend“, da unser Gehör ganz auf den Feind konzentriert ist.

Ein weiteres Beispiel wäre das archaische Sehen. Dieses dreht sich hauptsächlich um das Hell-/Dunkelsehen. Umso länger man sich in der Dunkelheit aufhält, umso besser kann man sehen. Man kann dadurch selbst bei extremer Dunkelheit sowohl den Feind (linkes Auge), als auch den rettenden Fluchtweg (rechtes Auge) erkennen.

Das urzeitliche Riechen und Schmecken hat unter anderem den biologischen Sinn, die Nahrung auf die Nährstoffzusammensetzung und ihre Verträglichkeit zu analysieren. Dabei erfolgt eine (chemische) Analyse die bewertet, ob die Nahrung gut oder gefährlich ist. Es erfolgt also eine Überprüfung nach dem feindlichen Gift. Giftige Substanzen werden vom Organismus erkannt und durch Erbrechen oder Durchfall automatisch ausgeschieden.

4. Allergien

Das Thema Allergien betrifft alleine im deutschsprachigen Raum viele Millionen Menschen.

> *„Rund 1,6 Millionen Österreicher leiden an einer Allergie, zwischen 600.000 und 700.000 Personen sind von Asthma betroffen und etwa ebenso viele haben die als `Raucherlunge´ bezeichnete Chronisch-Obstruktive Lungenerkrankung (COPD).“* [4]

> *„Allein in Deutschland sollen es laut jüngsten Schätzungen rund 30 Millionen Betroffene sein. Dabei ist die auch als „Heuschnupfen“ bekannte Pollenallergie zwar die bekannteste und häufigste, aber keineswegs die einzige Allergie. Insgesamt sind heute nach Angaben des Deutschen Allergie- und Asthmabundes e.V. mehr als 20.000 verschiedene Auslöser von Allergien bekannt.“*[5]

Laut den Erkenntnissen der 5 biologischen Naturgesetze sind Allergien IMMER körperliche Reaktionen auf Konflikte welche mit einer Schocksituation und damit korrelierenden unbewussten Abspeicherungen verbunden sind oder sie basieren auf ideologischer Vererbung.

Allergien können, im Verständnis der 5bN daher weder durch ein verrücktspielendes Immunsystem noch durch Entartungen oder genetischer Vererbung ausgelöst werden.

4.1. Grundlagen und Definitionen

4.1.1. ***Grundlagen***

Meine Ausführungen zu den sogenannten Allergien stütze ich durch die 5 biologischen Naturgesetze (5bN), die mittlerweile von zahlreichen Autoren ausführlich beschrieben wurden und deren Richtigkeit durch verschiedenste Institutionen wie unter anderem durch die slowakische Universität Trnava bereits 1998 auch tatsächlich bestätigt wurde.[6]

Da es sich bei den 5bN um ein entsprechend kompaktes Themengebiet handelt, werden die Ausführungen etwas vereinfacht dargestellt um die Komplexität in einem verständlichen Rahmen zu halten. Trotzdem werden alle Fallbeispiele genauestens aufgezeigt und immer auch der konfliktive Inhalt (= Probleminhalt) und auch der dahinterstehende biologische Sinn (= naturbiologischer Antrieb für spezifische Körperreaktionen) aufgezeigt.

4.1.2. ***Definitionen***

4.1.2.1. ***Biologie***

„Die Biologie (altgriechisch âßïò bíos, „Leben“, und ëüãïò lógos, „Lehre“) befasst sich mit dem Lebendigen. Sie untersucht und bestimmt allgemeine Gesetzmäßigkeiten, denen lebende Strukturen wie Tiere, Pflanzen, Pilze, Bakterien und Einzeller unterworfen sind.

In diversen Teilbereichen analysiert die Biologie Aufbau, Entwicklung und Rahmenbedingungen, in denen bestimmte Lebensformen existieren. Dazu zählen Disziplinen wie die Botanik, die Zoologie und die Anthropologie.

Darüber hinaus ist sie als interdisziplinäre Wissenschaft gefragt, wie Ökologie, Biochemie, Biophysik, Medizin und Bionik beweisen.“[7]

4.1.2.2. ***5 biologische Naturgesetze***

Die 5 biologischen Naturgesetze (5bN) wurden von Dr. med. Ryke Geerd Hamer entdeckt und beschreiben die Ursache und den Verlauf von sinnvollen biologischen Vorgängen bei sogenannten Krankheiten.

Hamer erkannte, dass jede sogenannte Erkrankung einer Gesetzmäßigkeit unterliegt und, dass diese bei jedem Menschen, Tier und sogar bei jeder Pflanze gleichermaßen auftritt.

Zum besseren Verständnis differenzierte Hamer seine Entdeckung inhaltlich und benannte sie als „5 biologische Naturgesetze“.

1. Biologisches Naturgesetz

Jedes **S**innvolle **B**iologische **S**onderprogramm (**SBS**) wird durch einen isolativ erlebten, hochdramatischen Konflikt ausgelöst und startet dabei sinnvolle (Überlebens-) Programme gleichzeitig in der Psyche, im Gehirn und dem zugehörigen Organ.

Wichtig dabei ist auch, inwieweit und ob überhaupt eine Situation zum Auslöser eines Sonderprogrammes wird.

Beispiel Schwestern

Eine Frau, Mutter zweier erwachsener Töchter, hatte einen Autounfall und liegt im Koma. Bei der einen Tochter startet nun möglicherweise das Programm der Eierstöcke, da sie Angst hat ihre geliebte Mutter zu verlieren. Der biologische Sinn liegt hier im Ausgleich des Verlusts. Da heißt, die Tochter soll durch eine Schwangerschaft den „freigewordenen Platz“ wieder auffüllen.

Bei der anderen Tochter startet vielleicht gar kein Programm da sie denkt: „Wenn die Mutter stirbt, erbe ich endlich das Haus!“ Für ihren Organismus ist daher der drohende Tod der Mutter kein Grund ein Sonderprogramm zu starten.

2. Biologisches Naturgesetz

Dieses beschreibt, dass Sonderprogramme stets zweiphasig verlaufen. Die erste Phase wird dabei die Konfliktaktive Phase (CA) genannt, die zweite Phase ist die der Konfliktlösung (PCL-A, EPI-Krise, PCL-B).

3. Biologisches Naturgesetz

In diesem wird das ontogenetische, also entwicklungsgeschichtliche System von SBSen (Sinnvollen Biologischen Sonderprogrammen) beschrieben.

1. ***Alle althirngesteuerten Gewebe (Stammhirn und Kleinhirn) werden in der aktiven (CA) Phase überversorgt (Überfunktion, Zell-Plus) und in der Konfliktlösungsphase (PCL) wieder abgebaut (Funktionswiederherstellung, Zell-Minus).***

Beispiel Lungenbläschen (Althirn - Stammhirn – Entoderm)

Biologischer Sinn: mehr Luft bekommen, um eine konfliktive Situation besser/länger durchstehen zu können.

CA-Phase: Weitung/Ausdehnung der Lungenbläschen (Überfunktion) bzw. Teilung (Zell-Plus) derselben, bei längerem Konfliktverlauf.

PCL-Phase: Regeneration der Lungenbläschen (Funktionswiederherstellung); Abbau von überschüssigen Lungenbläschen (Zell-Minus).

2. *Alle neuhirngesteuerten Gewebe (Großhirnmarklager und Großhirnrinde) werden in der aktiven Phase vorerst unterversorgt (Unterfunktion, Zellminus) und nach der Konfliktlösung regeneriert (Funktionswiederherstellung, Zell-Plus).*

Beispiel Oberhaut - Epidermis (Neuhirn - Großhirnrinde – Ektoderm)

Biologischer Sinn: Hautkontakt haben oder nicht haben wollen (Trennungskonflikt).

CA-Phase: Verminderung der Berührungsempfindlichkeit, dadurch wird der (un-) erwünschte Hautkontakt vorübergehend vergessen (Unterfunktion); Abbau der Oberhaut (Zell-Minus).

PCL-Phase: Normalisierung der Sensibilität (Funktionswiederherstellung) bzw. Wiederaufbau der Epidermis (Zell-Plus).

Anmerkung

Hatte man früher eher die Zellveränderung als zentrales Geschehen angenommen, ist man mittlerweile dazu übergegangen die Funktionsänderungen in den jeweiligen Hirnbereichen in den Vordergrund zu rücken.

Den wesentlichen biologischen Sinn sieht man nunmehr in der Funktionssteigerung (Althirn) bzw. Funktionsminderung (Neuhirn) während der konfliktaktiven Phase (CA). Demnach also in der Funktionsänderung, welche unmittelbar nach dem Eintreten des Konflikts (DHS) biologisch sinnvoll startet.

Beispielsweise steigert sich beim **S**innvollen **B**iologischen **S**onderprogramm der Lungenalveolen im Moment des „Blitzeinschlags" die Sauerstoffaufnahme (Überfunktion = mehr Luft bekommen) während sich beim SBS der Oberhaut sofort die Taubheit einstellt (Unterfunktion = schneller vergessen können).

Ein einfaches Beispiel hierzu wäre auch die Funktion der Speicheldrüsen.

Sieht man einen Nahrungsbrocken, läuft einem in der Sekunde das sprichwörtliche „Wasser im Mund zusammen". Das heißt, die Speicheldrüsen produzieren in diesem Moment vermehrt Sekret (= Überfunktion), um den Brocken entsprechend schlüpfrig und geschmeidig zu machen und dadurch besser schlucken zu können.

Hingegen schreiten die Zellveränderungsphasen der Konfliktaktivität in allen Gewebsbereichen zunächst nur langsam und schmerzlos voran und bleiben daher auch über einen längeren Zeitraum meist unbemerkt. Beim Althirn (Stammhirn + Kleinhirn) beispielsweise werden in der aktiven Phase Zellen aufgebaut. Hier benötigt eine Gewebsveränderung (medizinisch „Tumor" - übersetzt „Schwellung) etwa zwei bis drei Monate, bis diese eine Größe von ca. 1 cm erreicht hat.

Bei Neuhirngeweben hingegen werden in der CA-Phase Zellen abgebaut, dies bleibt, da der Prozess schmerzlos vor sich geht, zunächst ebenfalls unbemerkt.

4. Biologisches Naturgesetz

Dieses besagt, dass an den Ab- und Aufbauprozessen der Regenerationsphase (PCL) in den unterschiedlichen Gehirnebenen unterschiedliche Arten von Mikroben (kleinen Organismen) beteiligt sind.

Im Stamm- und Kleinhirn finden wir in dieser Phase Pilze und Pilzbakterien, im Großhirnmarklager Bakterien und in der Großhirnrinde Viren.

5. Biologisches Naturgesetz

Jede sogenannte „Krankheit" ist demnach Teil eines entwicklungsgeschichtlich verstehbaren biologischen Sonderprogramms (SBS).

Hier unterscheiden sich die 5bN deutlich von der schulmedizinischen Denkweise. Während in der Schulmedizin alles darauf ausgerichtet ist die

Krankheit und ihre Symptome zu bekämpfen, bieten die 5 biologischen Naturgesetze verstehbare Erklärungen über Ursache und Verlauf derselben.

Die wesentlichen Unterschiede zwischen SBS (Sinnvollem Biologischem Sonderprogramm) und Krankheit

Sonderprogramm	Krankheit
• entwickelt und verändert sich anhand der Empfindung des Betroffenen • verfolgt grundsätzlich einen biologischen Zweck· • vorhersehbarer Verlauf· • Ursache individuell, daher Therapie nicht verallgemeinerbar • Symptomtherapie und Ursachentherapie sind unabhängig machbar· • Alle Lebewesen funktionieren nach den gleichen Gesetzen	• entwickelt und verändert sich chaotisch· • ist zwecklos oder ein Fehlprozess des Körpers· • unvorhersehbarer Verlauf· • Ursache wird verallgemeinert, Mas- • senanwendungen werden versucht· • Fokus auf Symptomtherapie· • Risiko- und Häufungsdenken

Abb. 5.: Unterscheidung Sonderprogramm und Krankheit[8]

4.1.2.3. *Schulmedizin*

„Als **Schulmedizin** wird die ärztliche Diagnose und Therapie nach wissenschaftlich anerkannten Methoden bezeichnet, wie sie an den medizinischen Hochschulen gelehrt wird. Im Gegensatz dazu steht die Alternativmedizin, die in der universitären Ausbildung eher im Hintergrund steht.“ [9]

4.1.2.4. *Alternativmedizin*

„Als **Alternativmedizin** versteht man Behandlungsmethoden und diagnostische Konzepte, die sich als Alternative oder Ergänzung zu wissenschaftlich begründeten Behandlungsmethoden verstehen, wie sie im Medizinstudium und im Psychologiestudium gelehrt werden. Letztere werden in diesem Sinn zur Abgrenzung auch als Schulmedizin bezeichnet.

Zu den alternativmedizinischen Behandlungsmethoden gehören populäre Behandlungsmethoden wie Naturheilverfahren, Homöopathie, Osteopathie und Akupunktur. Die Wirkungen vieler alternativmedizinischer Therapien ist nicht nach den Maßstäben der evidenzbasierten Medizin belegt oder nachgewiesenermaßen unwirksam." [10]

4.1.2.5. ***Komplementärmedizin***

„Das Adjektiv **komplementär** entstammt dem lateinischen complementum (Erfüllung, Ergänzung). Im heutigen, deutschen Sprachgebrauch wird es verwendet, um eine ergänzende Eigenschaft zu beschreiben." [11]

„Komplementärmedizin (Synonym: Alternative Medizin) ist eine Bezeichnung für unterschiedliche Behandlungsverfahren und diagnostische Konzepte, die sich als Alternative oder komplementär (Ergänzung) zu wissenschaftlich begründeten Behandlungsmethoden (klassische Medizin) verstehen." [12]

„Eine Definition der Weltgesundheitsorganisation (WHO) lautet: Der Begriff Komplementärmedizin (Complementary and alternative medicine, CAM) umfasst ein breites Spektrum von Heilmethoden, die nicht Teil der Tradition des jeweiligen Landes sind und nicht in das dominante Gesundheitssystem integriert sind." [13]

Die Schulmedizin verlangt von den Komplementärmedizinern Studien und Metaanalysen als Nachweis der Wirksamkeit. Jedoch berufen sich die Anwender von komplementärmedizinischen Verfahren unter Bezugnahme auf das Sprichwort „Wer heilt, hat Recht" auf eigene therapeutische Erfahrungen und Erfolge und dadurch auch auf die Wirkung ihrer Behandlungsmethoden.

Schließlich sind auch nicht alle klassischen medizinischen Verfahren durch Studien und Metaanalysen belegt.

Mittlerweile laufen an einigen Universitäten bereits Forschungsprojekte zur Komplementärmedizin.[14]

Die Begriffe Komplementär- und Alternativmedizin werden zumeist synonym verwendet.

Allerdings stellt die Alternativmedizin eben eine Alternative zur Schulmedizin dar, wohingegen die Komplementärmedizin diese ergänzt, also komplettiert.

5. Schulmedizinische Definitionen und Sichtweisen

Schulmedizinische Definitionen lesen sich zumeist hochwissenschaftlich und es scheint als müsste das so sein, damit das Gros der Menschen diese zwar bereitwillig rezitiert, jedoch möglichst nicht hinterfragt.

Möchte man schulmedizinische Thesen dann doch mal überprüfen steht man meist vor einer Mauer des Schweigens und bekommt auf Anfragen, wenn überhaupt, nur ausweichende Antworten und Informationen.

Am 21.11.2006 richtete der Medizin-Journalist Hans U. P. Tolzin folgende Anfrage an die Bundesseuchenbehörde, das Robert-Koch-Institut:

„Sehr geehrte Damen und Herren, unter Berufung auf das Informationsfreiheitsgesetz bitte ich um Einsicht in die Ihrem Hause vorliegenden Unterlagen, aus denen hervorgeht, dass ein hoher AK-Titer (Antikörper-Titer) zuverlässig vor einer tatsächlichen Erkrankung schützt."

Worauf er folgende Antwort erhielt:

„Für die Immunität spielt in der Tat die Höhe der Antikörperkonzentration – also der Titer - eine wichtige Rolle, aber dies ist nicht der einzige Faktor. Durch das immunologische Gedächtnis kann u.U. bei sehr niedrigen Titern eine ausreichende Antikörper-Bildung nach Kontakt mit dem jeweiligen Erreger gewährleistet sein. Zusätzlich ist auch die sog. zellulär vermittelte Immunität eine wichtige Säule der Immunabwehr. Diese kann jedoch nicht so einfach wie ein Antikörpertiter (AK-Titer) gemessen werden, sondern nur durch sehr aufwändige und teure Laboruntersuchungen.

Daher ist es oftmals schwierig, schützende AK-Titer genau zu definieren. Zudem muss zwischen schützenden Antikörpertitern nach Erkrankung und nach Impfung unterschieden werden sowie zwischen Mindesttitern und Schutztitern für allgemein gültige Richtlinien. Hinzu können unterschiedliche Testverfahren zu leicht abweichenden Titerergebnissen kommen, so dass der protektive Titer je nach Hersteller und Eigenschaften des Tests z.T. unterschiedlich definiert wird. Für manche Erreger konnten serologische Korrelate der Immunität bisher nicht ausreichend definiert werden; dies ist z.B. bei Pertussis der Fall; daher konnte auch ein protektiver Titer hier nicht definiert werden. Für andere Erreger kann man jedoch sog. neutralisierende Antikörper messen, die direkt mit der Immunität korrelieren. Andere Tests, wie z.B. der „Enzyme linked immunosorbent assay“ (ELISA) messen Antikörper mit niedriger Affinität für den Erreger; daher werden oftmals höhere Titer- bzw. Antikörperkonzentrationswerte als schützend angegeben.

Dennoch gibt es für die Mehrzahl der von Ihnen genannten Erreger akzeptierte Mindesttiter, bei denen von einem sicheren Schutz ausgegangen wird. Ein niedrigerer Titer als hier angegeben, bedeutet jedoch aus den bereits genannten Gründen nicht, dass eine Person sicher empfänglich ist für die Erkrankung. Weiterhin gibt es sehr vereinzelt Beschreibungen von Personen, die trotz der beschriebenen Mindesttiter erkrankt sind.“

Hans U. P. Tolzin kommentiert die Antwort des RKI wie folgt:

„Offensichtlich ist den zuständigen Bundesbehörden der von mir geforderte wissenschaftliche Beweis nicht bekannt. Ersatzweise beruft man sich ganz unverbindlich auf den „Stand des Wissens“ und die „allgemeine Anerkennung“ solcher Ersatzmessgrößen („Surrogatparameter“). Die Mitarbeiter der Behörden gehen demnach von einem schützenden Titer aus, ohne jemals den Beweis dafür gesehen zu haben!“[15]

Wenn aber ohnehin alles wissenschaftlich dokumentiert und belegt ist, warum erhält man dann keine aussagekräftigen Beweise für deren Richtigkeit?

Trotz alledem ist die Höhe des Antikörpers im Blut bis heute das entscheidende Kriterium, wonach die deutsche Impfzulassungsbehörde (Paul-Ehrlich-Institut – PEI) die Wirksamkeit der Stoffe die zu Impfungen herangezogen werden dürfen bewertet. Obwohl verschiedenen offiziellen Quellen zufolge die Höhe der Antikörper im Blut absolut keine zuverlässigen Aussagen bezüglich der Immunität einer Person zulassen.[16]

Prof. Dr. Ulrich Heininger schreibt im Handbuch Kinderimpfung folgendes:

„Es ist weder notwendig noch sinnvoll, durch Blutentnahme und Antikörperbestimmung nach einer durchgeführten Impfung die Wirksamkeit zu bestimmen. Zum einen ist selbst durch eine Antikörperbestimmung

nicht immer eine Aussage über Vorhandensein oder Fehlen von Impfschutz möglich, zum anderen ist das einfach zu kostenintensiv.'"[17]

Dr. Spiess erklärt:

„Ein Rückschluss von der Höhe des gemessenen Titers auf den Immunstatus bezüglich Schutz vor erneuter Erkrankung ist derzeit nicht möglich'"[18]

(Quelle: Spiess H., Impfkompendium, 5. Aufl., Thieme 1999 zitiert in AEGIS IMPULS 32/2007, S. 38)

Hier nun die medizinischen respektive medizinwissenschaftlichen Definitionen und Erklärungen

5.1. Allergien im Sinne der Schulmedizin

„Eine **Allergie** ist eine Immunreaktion des Körpers auf nicht-infektiöse Fremdstoffe (Antigene bzw. Allergene). Der Körper reagiert mit Entzündungszeichen und der Bildung von Antikörpern (Antigen-Antikörper-Reaktion).

Hintergrund

Eine Allergie kann sich in Form von leichten Hautausschlägen, aber auch in lebensbedrohlichen Reaktionen manifestieren (anaphylaktische allergische Reaktion). Wenn ein Patient allergisch auf ein bestimmtes Arzneimittel (Wirkstoff oder Hilfsstoff) reagiert hat, sollte sichergestellt werden, dass dieses Arzneimittel sowie auch chemisch verwandte Stoffe in Zukunft nicht mehr verabreicht werden.

Symptome

Atemwege: Rhinitis allergica, Sinusitis, Asthma bronchiale

Haut: Urtikaria, Kontaktekzem, Neurodermitis

Augen: allergische Konjunktivitis

Magen-Darm-Trakt: Durchfall, Übelkeit

Allgemein: Fieber, Müdigkeit, Schlafstörungen" [19]

5.2. Immunsystem

„Das **Immunsystem** ist das Abwehrsystem biologischer Organismen gegenüber fremden Substanzen oder Lebewesen. Es unterscheidet zwischen eigenen und fremden Strukturen und dient damit der Erhaltung der individuellen Integrität. Über ein Immunsystem verfügen nicht nur Menschen und Tiere, sondern auch Pflanzen und - in stark reduzierter Form - sogar Mikroorganismen." [20]

„Ohne, dass wir es merken, befindet sich unser Körper in einer ständigen Auseinandersetzung mit der Umwelt. Pausenlos haben wir Kontakt mit Bakterien, Viren und anderen Erregern, die wir beispielsweise mit der Atemluft oder der Nahrung aufnehmen. Das Immunsystem ist daher ständig damit beschäftigt, diese Fremdstoffe unter Kontrolle zu halten und den Körper vor einer belastenden Einflussnahme zu schützen."[21]

„Das Immunsystem besteht aus zwei unterschiedlichen Abwehrsystemen, der unspezifischen (=ungezielten) und der spezifischen (=gezielten) Abwehr, die in ihrer Arbeit eng miteinander vernetzt sind." [22]

Unter das spezifische Abwehrsystem fallen auch die sogenannten B- und T-Lymphozyten.[23]

5.3. Antigene, Antikörper, Immunglobuline

5.3.1. Antigene

Antigene sind Substanzen, an die sich Antikörper oder bestimmte Lymphozyten-Rezeptoren binden.

Biochemie

Jede Substanz, die sich mit einem Antikörper spezifisch bindet, wird Antigen genannt. Wenn man die Substanz zur Induktion einer adaptiven Immunantwort, das heißt zur Synthese von Antikörpern verwendet, wird sie Immunogen genannt.

Die Bezeichnungen „Antigen" und „Immunogen" werden daher für verschiedene Eigenschaften einer Substanz verwendet. Immunogenität ist kein direktes Merkmal einer Substanz, sondern bezeichnet die Fähigkeit eine adaptive Immunantwort zu induzieren. Antigenität ist auch kein direktes Merkmal einer Substanz, sondern bezeichnet die Fähigkeit, sich mit einem spezifischen Antikörper zu binden.

Bei Antigenen handelt es sich meistens um Proteine, Lipide, Kohlenhydrate oder andere komplexe Moleküle. Kleinere Moleküle wie Mono- oder Disaccharide, Aminosäuren oder Fettsäuren können allein keine Immunreaktion auslösen.

Ein Antigen verfügt in der Regel über mehrere antigene Teilstrukturen, die als Determinanten bzw. Epitope bezeichnet werden. Sie werden durch die Rezeptoren von T-Lymphozyten anhand ihrer spezifischen dreidimensionalen Molekülstruktur erkannt. Ein Antigen kann dadurch die Bildung von mehreren unterschiedlichen Antikörpern (Ak) auslösen, die sich exakt mit dem entsprechenden Epitop verbinden können.

Einteilung

Man unterscheidet:

- Vollantigene und
- Haptene bzw. Halbantigene

Vollantigene können allein die Bildung von Antikörpern auslösen, Haptene benötigen einen als „Carrier“ bezeichneten Eiweißkörper, um zum Vollantigen zu werden.“ [24]

Das Abwehrsystem des Körpers ist in der Lage Stoffe als körpereigen oder körperfremd zu erkennen. Gegen körperfremde Stoffe, welche Antigene genannt werden, kann der Organismus Antikörper bilden. Diese erkennen und speichern die Struktur von Antigenen und können diese bei späterem Kontakt dadurch sofort wiedererkennen und gegebenenfalls lahmlegen.[25]

5.3.2. *Antikörper*

„**Antikörper** oder **Immunglobuline** sind globuläre Proteine, die von zu Plasmazellen differenzierten B-Lymphozyten produziert und sezerniert werden. Sie sind gegen Bestandteile eines Antigens gerichtet und besitzen die Fähigkeit an dieses zu binden.

Der Begriff Antikörper bezeichnet die Funktion des Proteins, während Immunglobulin mehr eine biochemische Charakterisierung darstellt. Es gibt auch funktionslose Immunglobuline, zum Beispiel bei einem Immunozytom.“ [26]

Wobei „globulär“ lediglich bedeutet, dass die Form der Moleküle kugelförmig ist. [27]

Sezernieren oder auch sekretieren bezeichnet die Abgabe wichtiger Substanzen wie beispielsweise die von Hormonen und Verdauungsenzymen durch spezialisierte (Drüsen-) Zellen.[28]

5.3.3. *Proteine*

„**Proteine** (Eiweiße) sind Makromoleküle, welche in ihrer Grundsubstanz aus Kohlenstoff, Wasserstoff, Sauerstoff, Stickstoff und Schwefel bestehen.“ [29]

5.3.4. *Lymphozyten*

„**Lymphozyten** gehören zu den weißen Blutkörperchen (Leukozyten). Sie sind wichtig für die Abwehr von Krankheitserregern. Lymphozyten machen 25 bis 40 Prozent der Leukozyten aus.

Man unterscheidet zwei Typen von Lymphozyten: B-Lymphozyten und T-Lymphozyten. Diese werden in verschiedenen Bereichen des Körpers produziert, haben verschiedene Aufgaben und sehen unterschiedlich aus.

B-Lymphozyten sind zuständig für die Immunabwehr mittels Antikörper. Sie produzieren die Immunglobuline nach dem Kontakt mit einem fremden Stoff (z.B. einem Krankheitserreger).

T-Lymphozyten treten direkt mit fremden Stoffen oder virusbefallenen Zellen in Kontakt. Sie produzieren ebenfalls Abwehrstoffe (aber keine Antikörper).

Es gibt kurz- und langlebige Lymphozyten. Letztere sind in der Lage, sich den Erreger einer überstandenen Infektion zu merken. Bei einer erneuten Infektion mit dem gleichen Erreger können sie so viel schneller und effektiver reagieren. Deshalb heißen sie 'Gedächtniszellen'."[30]

5.4. Rezidiv

„Als **Rezidiv** bezeichnet man das Wiederauftreten einer physischen oder psychischen Erkrankung nach ihrer zeitweiligen Abheilung.

Bei Infektionskrankheiten kann ein Rezidiv Folge einer erneuten Infektion mit dem gleichen Krankheitserreger oder aber die Folge der Reaktivierung eines ruhenden Infektionsherdes sein."[31]

5.5. Allergietypen

Schulmedizinisch werden vier verschiedene Allergie-Typen unterschieden.

„Typ I Soforttyp-Allergie

Das Immunsystem reagiert unmittelbar nach dem Kontakt mit dem Allergen. Vermittelt wird die allergische Sofortreaktion durch sogenannte Immunglobulin-E-Antikörper, die auf bestimmten Körperzellen, den Mastzellen, sitzen. Binden diese Antikörper das Allergen, so schütten die Mastzellen spezielle Botenstoffe wie Histamin aus. Diese Botenstoffe lösen dann das gesamte Spektrum der allergischen Sofortreaktion aus:

- Hautrötung (durch Gefäßerweiterung) und Hautausschlag
- Schnupfen und Niesen
- Juckreiz
- Tränende Augen
- Schleimhautschwellung
- Verengung der Atemwege
- Wassereinlagerung in allen Geweben (Ödeme)
- Blutdruckabfall

Es kommt zu Heuschnupfen, Asthma bronchiale oder in seltenen Fällen zu einem allergischen Schock. Typische Allergene, die zu dieser Art von Reaktion führen können, sind:

- Pollen
- Nahrungs- oder Arzneimittel
- Hausstaubmilben
- Haustiere
- Insektengift
- Schimmelpilze

Typ II Zelltoxische Reaktion

Die zellzerstörende (zelltoxische oder zytotoxische) Reaktion tritt einige Minuten nach dem Allergenkontakt ein und spielt sich in erster Linie an Blutzellen ab. Die Mittlerrolle spielen diesmal die Antikörpertypen Immunglobulin-G und -M. Durch den Zerstörungsprozess kann die Zahl von roten und weißen Blutkörperchen bedrohlich sinken. Dieser sehr seltene Allergietyp tritt unter anderem bei bestimmten Medikamentenallergien auf, beispielsweise bei Überempfindlichkeitsreaktionen gegen Schmerzmittel, Antibiotika (zum Beispiel Penicillin) oder krampflösende Medikamente.

Typ III Immunkomplex-Reaktion

Bei der Immunkomplex-Allergie bilden sich die Symptome erst nach einigen Stunden oder Tagen aus. Auch hier spielen die Antikörper Immunglobulin-G und -M die Mittlerrolle. Sie bilden mit den Allergenen einen Komplex, der in Gewebe eindringt und Entzündungen hervorruft. Am häufigsten werden diese schädlichen Komplexe in die Wand kleiner Blutgefäße eingelagert. Beispiele sind:

- Vogelhalterlunge
- Serumkrankheit
- Allergische Gefäßentzündung

Ebenso wie die Typ II zelltoxische Reaktion ist auch die Typ III Immunkomplex-Reaktion sehr selten.

Typ IV Spättyp-Allergie (Kontaktallergie)

Die allergische Reaktion verzögert sich nach dem Allergenkontakt um 24 bis 72 Stunden. Vermittelt wird sie nicht durch Antikörper, sondern durch sogenannte T-Zellen der Immunabwehr. Auslöser von Kontaktallergien sind meist Chemikalien und Metalle, die nach Hautkontakt örtlich begrenzte, gerötete oder nässende Ausschläge provozieren (sogenannte Kontaktdermatitis).

Beispiele sind:

- Latexallergie
- Chlorallergie
- Lichtallergie
- Allergie gegen Metalle
- Allergie gegen Reinigungsmittel
- Allergie gegen Farbstoffe (z.B. Haarfärbemittel)

Hat das Immunsystem einmal allergisch reagiert, merkt es sich das betreffende Allergen fortan. Dadurch treten bei erneutem Kontakt mit dem gleichen allergieauslösenden Stoff (Allergen) immer wieder die gleichen Reaktionen auf. Diese können im Lauf der Zeit auch heftiger ausfallen.

Manchmal ist die allergische Reaktion darauf zurückzuführen, dass bereits eine Allergie gegen einen bestimmten Stoff besteht und diese gleichzeitig eine Allergie gegen einen weiteren bewirkt. Wenn bereits eine Allergie gegen Birkenpollen besteht, kann etwa eine Reaktion auf Haselnüsse folgen. Dieses Phänomen nennen Mediziner Kreuzallergie.“ [32]

5.6. Hyposensibilisierung

„Die Hyposensibilisierung ist ein Therapieverfahren, das in vielen Fällen von Typ-I-Allergien (Soforttyp) für eine langfristige Besserung der Beschwerden sorgen oder diese sogar ganz zum Verschwinden bringen kann. Die Wirkung beruht darauf, das Immunsystem durch wiederholte, hohe Allergen-Dosen an die allergieauslösende Substanz zu gewöhnen, sodass es weniger oder gar nicht mehr darauf reagiert. Bislang ist die Hyposensibilisierung das einzige Therapieverfahren, das direkt bei der Ursache einer Allergie ansetzt. Die Therapie kann sich über mehrere Jahre erstrecken, bietet jedoch in vielen Fällen gute Erfolgsaussichten."[33]

Allergischer Schock als mögliche Nebenwirkung

„In seltenen Fällen kann es als Nebenwirkung der subkutanen Hyposensibilisierung auch zu einem allergischen Schock kommen. Aus diesem Grund sollte die Injektion nur von einem Arzt durchgeführt und der Patient nach dem Verabreichen der Spritze noch etwa eine halbe Stunde in der Arztpraxis beobachtet werden."[34]

5.7. Allergien vorbeugen

„Neben der Suche nach den Gründen für den Anstieg von Allergien beschäftigt sich die allergologische Forschung intensiv mit Maßnahmen, Allergien, Asthma und Neurodermitis vorzubeugen.

Leider gibt es zurzeit noch keine verlässlichen Tests, mit dem das Allergierisiko in der Familie bestimmt werden kann. Es ist aber bekannt, dass die Veranlagung, eine Erkrankung des atopischen Formenkreises zu entwickeln (Asthma, Neurodermitis, Allergien wie Heuschnupfen, Lebensmittelallergien), vererbt wird. Daher betrachtet man heute die Familiengeschichte (Anamnese) zur Einschätzung des Risikos bei Kindern. Das höchste Risiko, eine Allergie zu entwickeln, haben die Kinder, deren Elternteile beide die gleiche atopische Erkrankung haben.

Vererbt wird immer nur die Veranlagung eine allergische Erkrankung, Asthma oder Neurodermitis zu entwickeln (Atopie), nicht die spezifische Allergie. Ob und wann, welche Erkrankung ausbricht ist von weiteren Faktoren (Umwelteinflüssen, Gesundheitszustand, Umfeld etc.) abhängig.[35]

5.8. Kreuzallergien

Bei Kreuzallergien erfolgen die allergischen Reaktionen nicht nur durch spezifische Arten von Allergenen selbst, wie zum Beispiel Birkenpollen, sondern auch durch ähnliche Allergene, die beispielsweise in Nahrungsmitteln vorkommen. Dabei reagiert das Immunsystem nicht nur auf die Pollen bestimmter Gräser, Bäume oder Pflanzen, sondern auch auf die Inhaltsstoffe bestimmter Gewürze, Nüsse oder Obstsorten in denen ähnliche Allergene vorhanden sind. Diese Kreuzallergien nennt man auch pollenassoziierte Nahrungsmittelallergien. [36]

Allergisch gegen	Mögliche Kreuzallergie
Baumpollen	Apfel Haselnuss Karotte Kartoffel Kirsche Kiwi Nektarine Pfirsich Aprikose Pflaume Sellerie Soja Feige
Beifußpollen	Gewürze Karotte Mango Sellerie Sonnenblumenkerne
Naturlatex	Ananas Avocado Banane Kartoffel Kiwi Tomate Esskastanie Pfirsich Mango Papaya Acerola-Kirsche Sellerie
Hausstaubmilben	Schalen- und Weichtiere (bspw. Muscheln, Schnecken)
Vogelfedern	Ei Geflügel Innereien
Gräser- und Getreidepollen	Mehl Kleie Tomate Leguminosen
Ambrosia	Melone Zucchini Gurke Banane

Abb. 6: Mögliche Kreuzallergien im Überblick [37]

5.9. Anaphylaktischer Schock

„Ein **anaphylaktischer Schock** (Anaphylaxie) ist ein schwerer allergischer Schock. Er kann zum Beispiel durch Insektengift (von Bienen, Wespen etc.), Nahrungsmittel (Erdnüsse, Sellerie etc.) oder Medikamente (wie Antibiotika) ausgelöst werden. Im schlimmsten Fall kommt es zu Atem- und Herz-Kreislauf-Stillstand. Ein anaphylaktischer Schock muss daher sofort ärztlich behandelt werden!

Je nach Ausmaß der Beschwerden unterscheiden Mediziner vier Schweregrade von Anaphylaxie:

I. Schweregrad: Ein allergischer Schock in seiner leichtesten Ausprägung geht mit leichten Allgemeinreaktionen (Schwindel, Kopfschmerzen etc.) und Hautreaktionen (Juckreiz, Hautrötung mit Hitzegefühl, Nesselsucht etc.) einher. Es besteht keine akute Lebensgefahr, der weitere Verlauf muss aber sorgfältig überwacht werden.

II. Schweregrad: Wenn zu den oben genannten Symptomen Blutdruckabfall, beschleunigter Herzschlag (Tachykardie), leichte Atemnot sowie Symptome im Magen-Darm-Bereich (wie Übelkeit, Erbrechen) hinzukommen, liegt ein allergischer Schock zweiten Grades vor.

III. Schweregrad: Ein anaphylaktischer Schock dritten Grades ist dadurch gekennzeichnet, dass zusätzlich zu den oben genannten Symptomen Verkrampfungen der Atemwegsmuskulatur (Bronchospasmen) und Schock auftreten. Selten kommt es zudem zu einer Kehlkopfschwellung (Quincke-Ödem) mit Luftnot.

IV. Schweregrad: Im Extremfall führt ein anaphylaktischer Schock zu Atem- und Herz-Kreislauf-Stillstand.

Anaphylaktischer Schock: Ursachen und Risikofaktoren

Ein anaphylaktischer Schock kann durch verschiedene Allergieauslöser (Allergene) verursacht werden, so zum Beispiel durch:

- Medikamente (wie Schmerzmittel, Antibiotika, jodhaltige Röntgenkontrastmittel)
- Insektengift (etwa von Bienen, Wespen, Hummeln)

- Nahrungsmittel (wie Erdnüsse, Walnüsse, Milch, Soja, Schalentierere, Fisch)
- Kosmetika
- Naturlatex (etwa in Gummihandschuhen und Luftballons)"[38]

„Notfallset

Ein Notfallset empfiehlt sich für Allergiepatienten, deren Immunsystem auf Insektengift oder Lebensmittel mit einer Anaphylaxie reagiert.

Es beinhaltet je nach auftretenden Symptomen drei bis vier Medikamente:

- Adrenalin zur Injektion (meist einfach zu handhabender Autoinjektor)
- Bei akuter Atemnot: ein Beta-Sympathomimetikum in Sprayform, das die Bronchien erweitert
- Ein Antihistaminikum, das die allergische Reaktion bekämpft
- Bei Spätreaktionen: Kortison zur Vorbeugung"[39]

6. Naturbiologische Definitionen und Sichtweisen

„Ärzte geben Medikamente, von denen sie wenig wissen, in Menschenleiber, von denen sie noch weniger wissen, zur Behandlung von Krankheiten, von denen sie überhaupt nichts wissen.“ (Voltaire)[40]

Wenn man sich medizinwissenschaftliche Abhandlungen ansieht, scheint alles plausibel und logisch zu sein. Allerdings halten die schulmedizinischen Thesen genaueren Überprüfungen zumeist nicht stand.

Die Schulmedizin stützt sich beispielweise bei Allergien und anderen Krankheiten auf zwei wesentliche Faktoren

1. ein gestörtes Immunsystem und
2. **krankmachende** Viren

Jedoch konnte beides bisher wissenschaftlich gar nicht nachgewiesen werden und ist daher als These anzusehen!

Überdies werden in der Schulmedizin Ärzte und Patienten auf einen Kampf gegen krankmachende Mikroben wie im speziellen Pilze, Bakterien und Antigene konditioniert. Können diese im Krankheitsfall in entsprechend großer Anzahl im Blutbild nachgewiesen werden, werden sie als offensichtliche Verursacher für diese Krankheit verantwortlich gemacht und mit allen zur Verfügung stehenden Chemikalien bekämpft.

Bei jedem Brand ist stets eine große Anzahl an Feuerwehrmännern vor Ort. Sollte man dann nicht in jedem Fall davon ausgehen, dass diese IMMER auch für die Entstehung des Brandes verantwortlich sind?

6.1. Allergien

Die 5 biologischen Naturgesetze setzen voraus, dass es immer eines schweren, dramatischen Konfliktschocks bedarf, welcher einen „auf dem falschen Fuß“ erwischt. Dabei werden Reaktionsprozesse im Organismus ausgelöst beziehungsweise abgespeichert.

Der überraschende Einschlag ist dabei von größter Bedeutung. Es handelt sich daher stets um ein plötzlich eintretendes konfliktives Erlebnis und nicht um eines, das man hat kommen sehen (zB. die geliebte alte Großmutter die nach längerem Krankenhausaufenthalt verstirbt).

Während die Psychologie immer nach Konflikten suchte, die sich über einen langen Zeitraum aufgebaut hatten, wurde stets außer Acht gelassen, dass immer auch der Moment des „nicht-erwartet-habens“ mitbeteiligt sein muss. Daher waren auch alle Statistiken psychosomatischer Art offensichtlich unrichtig. Diskussionen über Stresspotentiale oder Stressforschung, bedachten dabei niemals auch, dass der Stress nur eine Folge des Konfliktschocks war. Wenn ein solcher volkstümlich ausgedrückter „Blitzeinschlag“ erfolgt, dann wird dieser engrammiert, das heißt im Organismus entsprechend abgespeichert und zwar mit allen Begleitumständen die von unseren fünf Sinnen in diesem Moment wahrgenommen werden. Auf diese Weise ergeben sich später dann auch die sogenannten Allergien.[41]

> „Ein Professor für Allergologie hat das mal, als er es begriffen hatte, etwas salopp so ausgedrückt:
>
> *Wenn du einen biologischen Trennungs-Konflikt beim Abschied erleidest, und es läuft gerade eine Kuh vorbei, dann hast du anschließend eine „Kuh-Allergie“, hast du gerade in eine Apfelsine gebissen, dann kriegst du eine „Apfelsinen-Allergie“.“* [42]

Obwohl dies etwas ungenau und holprig ausgedrückt wurde, stimmt es im Prinzip so. Kommt nämlich zu einem späteren Zeitpunkt einer dieser Begleitumstände wieder vor, dann besteht die Möglichkeit, dass der ganze Konflikt als sogenanntes Rezidiv wiederkehrt. Man kann demnach von einem „Nebenschienenstrang“ immer auf die ganze „Schiene“ auffahren. Noch vor einigen Jahren wurden Schienen in Verbindung mit den 5 biologischen Naturgesetzen zwar als wichtige jedoch nicht als zentrale Vorgänge angesehen. Dieser Umstand hat sich geändert, da erkannt wurde welch elementare Funktion diese haben. Denn ein Schockmoment hat gegenüber normal erlebter Momente eine ganz spezifische Qualität, in dem sich der Mensch nicht nur die kleinsten Einzelheiten merkt, sondern auch alle damit verbunden Empfindungen, Laute, Töne, Gerüche und Geschmackssensationen. Diese Prägungen werden zu diesem Zeitpunkt im Organismus dann auch lebenslang abgespeichert. Daran ist auch ersichtlich, dass konfliktgeladene Momente von anderer Beschaffenheit sind als jene, die wir üblicherweise erleben. [43]

„Früher fand die erste Liebe fast immer im Heu statt. Oft kam es bei diesem ersten intimen Liebesakt zu Komplikationen oder kleinen Katastrophen. Wenn diese Katastrophe ein DHS war, dann ging meist der Geruch des Heus als „Schiene" in den Konfliktkomplex mit ein. Jedesmal, wenn der Betroffene später den Heugeruch in die Nase bekam, selbst ohne daran zu denken, kam er wieder auf die „Schiene". Meist hatte der Betreffende einen Biologischen Konflikt des „Mir-stinkt-das" beim ersten Mal erlitten. Bei den Rezidiven, die wir als Allergie bezeichnen, die wir mit unseren Pflästerchen austesten können, bekam der Patient in der Lösungsphase regelmäßig seinen „Heuschnupfen". Diesen Heuschnupfen (ohne Heu) hätte der Patient natürlich genauso bekommen können, wenn er z.B. mit der gleichen oder einer anderen Frau in gleicher Weise wieder eine vergleichbare Katastrophe beim Intimverkehr erlitten hätte.

Es handelt sich hier um ein sehr gutes, sehr aufmerksames Warnsystem des Organismus. Hat das Individuum früher bereits ein DHS in gleicher oder ähnlicher Sache durchgemacht, dann ist der Organismus aufmerksamer gegen solche Art von biologischen Konflikten.

Negativ können wir sagen: Der Patient tappt immer wieder in die alte Falle

Positiv können wir sagen: Der Patient passt höllisch auf, reagiert sofort mit Sonderprogramm.

Eine Allergie in der Weise, wie wir uns es bisher vorstellten, gibt es nicht. Alle Allergien, die wir mit unseren Allergietests nachweisen können, sind immer „Zweitschienenstränge" im Zusammenhang mit einem DHS.

Darum müssen wir ein neues Verständnis der sogenannten Allergien bekommen. Die Allergien sind Warnsignale unseres Organismus, etwa in dem Sinne:

„Halt, in einer solchen Situation ist damals ein DHS passiert, sei vorsichtig, dass du nicht wieder auf dem falschen Fuß erwischt wirst!“

Speziell für Tiere sind diese „Allergien“ nach dem Verständnis der 5bN im Überleben äußerst wichtige Warnsignale. Wir müssen uns mal klar machen, unsere Vorfahren und ebenso auch die Tiere in freier Wildbahn, die keine abschließbare Wohnung, kein Bett, keinen vollen Kühlschrank und kein Telefon haben, sondern Tag und Nacht auf der Hut sein müssen vor den verschiedenen Feinden, Räubern, Konkurrenten etc.

Und wenn nun ein Tier ein DHS erlitten hat, weil es die Warnrufe der Vögel überhört hatte, und nur durch Glück und mit letzter Kraft den Klauen eines Leoparden entkommen ist, dann sind in Zukunft alle diese Begleit- Schienen des DHS hilfreiche Warnsignale: „Vorsicht, damals hatten auch die Vögel solche Warnrufe ausgestoßen ... und kurz darauf war der Leopard zur Stelle!“

Wir Menschen haben immer das Bestreben, diese Warnsignale, d.h. das instinktive Verhalten auszuschalten. Das ist falsch. Sicher gibt es biologisch gesehen, einige Möglichkeiten, den Organismus zu überlisten, wie wir es z.B. von der sog. „Desensibilisierung“ her kennen. Dabei wird dem Organismus künstlich signalisiert, dass die frühere Gefahr keine mehr ist. Aber grundsätzlich wurde ja die Desensibilisierung ohne Sinn und ohne Kenntnis des ursprünglichen Konfliktes anzuwenden versucht, hat auch oft symptomatisch funktioniert, war dann allerdings biologisch unrichtig.

Denn die meisten Symptome, die wir als Allergien verstehen, wie **Hautexantheme**, allergischer **Schnupfen,** sind ja immer bereits schon wieder die Lösungsphase nach einem kurzfristigen Konfliktrezidiv.

An diesen Beispielen sieht man, wie wichtig es ist, immer zu dem DHS zurückzugehen, um sich genau die Situation zu vergegenwärtigen, die damals in der Sekunde des DHS gegeben war. Ganz im Gegensatz dazu steht die traditionelle sogenannte moderne Medizin, die eben die Krankheiten als böse, gegen die Menschen gerichtete Feinde ansieht, ähnlich wie die Bakterien, Viren, Flöhe, Läuse und dgl.

Ein **KREBS** ist nach dem Verständnis der Schulmedizin eine wildgewordene Zelle, die sich planlos vermehrt und den Organismus zugrunde zu richten versucht, zuerst das Immunsystem zerstört, danach den gesamten Organismus „auffrisst".

Wenn unser Gehirn der Computer unseres Organismus ist, dann ist er es auch für alles. Es macht keinen Sinn, sich vorzustellen, dass manche Vorgänge dieses Organismus „am Computer vorbei" passieren würden. Eigentlich seltsam, wieso niemand mal auf den Gedanken gekommen war, dass das Gehirn, als Computer unseres Organismus, auch für alle sogenannten „Krankheiten" zuständig sein könnte."[44]

6.2. Immunsystem

Das sogenannte Immunsystem, das wir uns als eine Art Armee unseres Körpers vorgestellt hatten, welches die „bösartigen" Krebszellen und die „bösartigen" Mikroben vernichten würde, wie in einer großen Schlacht, **gibt es in diesem Sinne nicht**. Es entspricht der bisherigen völligen Unwissenheit über das Wesen der „Erkrankungen", und dem Mangel die Vielzahl von Fakten und Symptomen aus serologischem und hämatologischem Gebiet richtig zu werten und einzuordnen.[45]

Das Immunsystem ist daher, jedenfalls im Kontext Gut und Böse, offensichtlich eine von ca. 5000 schulmedizinischen Hypothesen in der davon ausgegangen wird, dass sich etwas Schlimmes im Körper abspielt, das es zu bekämpfen gilt.

Wenn man tatsächlich etwas als „Immunsystem" bezeichnen wollen würde, wäre es wohl am ehesten unser Lymphsystem, welches als „Müllabfuhr" dafür zuständig ist abgestorbene Zellen abzutransportieren. Dies geschieht mit Hilfe sogenannter Fresszellen (Makrophagen), welche Bestandteil des unspezifischen also angeborenen Immunsystems sind.[46]

6.3. Antigene, Antikörper, Immunglobuline

Die medizinwissenschaftliche Idee der Antikörper könnte man mit wachsam ausschauhaltenden Sicherheitsbeamten bei einer Wahlveranstaltung vergleichen. Nähert sich dieser ein verdächtiges Individuum (Antigen), wird dieses unter ganz spezielle Beobachtung gestellt, um es im Falle des Falles schnellstmöglich unschädlich zu machen. Umso mehr Sicherheitsbeamte zur Observierung herangezogen werden (Titerwert), umso unwahrscheinlicher wird es dann auch zu einem ernsthaften Zwischenfall kommen können (Immunisierung).

6.3.1. ***Antigene***

Die Bestimmung von Antigenen - sogenannten körperfremden Stoffen - macht nur im medizinischen Kontext und nur dann Sinn, wenn man diese als Verursacher von Allergien, Infektionen und anderen Krankheiten ansieht.

6.3.2. ***Antikörper***

Bei Labortests werden die Werte des Antikörper-Titers bestimmt. Ein hoher Titerwert soll dabei angeblich eine hohe Immunität nachweisen. Allerdings dürfte der hohe Titerwert lediglich eine Abwehrreaktion auf die Inhaltsstoffe die sich in Immunisierungen befinden, neben Quecksilber und Antibiotika, im Spezielle auf Aluminium sein.

H. P. Tolzin schreibt, dass es ohne Aluminium gar keine Immunreaktion geben würde. Da erst dieses, und zwar bereits in geringen Dosen, den Körper zu derart heftigen Reaktionen veranlasst.[47]

Der praktische Arzt Rolph Kron meint, dass immunologische Reaktionen lediglich durch Impfstoffbestandteile hervorgerufen werden.[48]

Alleine dieser Umstand führt dazu, dass die gesamte Medizinwissenschaft gründlich hinterfragt werden sollte.

6.3.3. *Immunglobuline*

Globuline sind kleinste, körpereigene Eiweiß-Verbindungen. Diese spielen bei Verletzungen zum Verschließen verletzter Zellen, bei Vergiftungen und Heilungsprozessen eine wichtige Rolle. Eine spezifische Bezeichnung in „Immunglobuline" gibt es nach den 5 biologischen Naturgesetzen nicht, da auch die Existenz des Immunsystems selbst wissenschaftlich bisher nicht bewiesen wurde und daher berechtigterweise angezweifelt werden kann.

6.4. Inneres und äußeres Hautschema

Ein wesentlicher Punkt, den die Schulmedizin weitgehend außer Acht lässt, ist die genaue Differenzierung der Hautschemen.

Die Hautschemen lassen sich in zwei Gewebsgruppen unterteilen

1. Äußeres Hautschema
2. Inneres Hautschema (oder auch Schlund-Schleimhaut-Schema)

Damit lässt sich auch eine genaue Unterscheidung der Mund- und Nasenschleimhäute treffen. Denn während die Nasenschleimhaut bei Aktivierung (beim Riechen) mit Taubheitsgefühl reagiert (= Hyposensibilität) ist bei der Mundschleimhaut das genaue Gegenteil der Fall. Diese reagiert in der aktiven Phase (beim Schmecken) mit Überempfindlichkeit (= Hypersensibilität).

Was genau bedeutet das und wie genau kann man diese beiden Reaktionen nun unterscheiden?

Über die Mundschleimhaut, Zunge und Speiseröhre wird sensorisch die Qualität der Nahrung analysiert. Bei der Überprüfung ist relevant, ob diese nährstoffreich oder aber giftig ist und im Weiteren auch wie diese beschaffen ist (heiß, kalt, salzig, süß, sauer, scharf und vor allem bitter = giftig).

Über die Nasenschleimhaut erfolgt die resorptive Überprüfung der Nahrung, demnach jene, welche die Nährstoffzusammensetzung analysiert.

Bei der Sensibilisierung der Mundschleimhäute ist es daher vorrangig, dass der Geschmackssinn empfindlich reagiert. Während empfindliche

Nasenschleimhäute in der Phase des „etwas besser riechen Wollens" kontraproduktiv wären.

Vereinfacht erklärt wird das Gefühlsempfinden der Nase in Aktivität heruntergefahren, während das des Mundes in dieser Phase hochgefahren wird.

Sieht man sich dazu Beispiele an, wird das Ganze auch relativ einfach und verständlich.

Beispielsweise braucht ein Tier in der Natur während der Witterungsphase zwar ein optimiertes Riechvermögen (= Funktionssteigerung), allerdings wäre dabei eine empfindliche Nasenschleimhaut störend, da das Tier beim Wittern und Schnüffeln auch Fremdkörper einsaugt. Eine Überempfindlichkeit würde dazu führen, dass das Tier ständigen Niesattacken ausgesetzt ist und ein erfolgreiches Wittern dadurch unmöglich wäre. Demnach ist es sinnvoll, dass sich das Empfinden der Nasenschleimhaut erst nach Beendigung des Witterungsprozesses normalisiert, im Anschluss die eingesaugten Schmutz- und Staubreste gespürt und durch heftiges Niesen ausgeworfen werden.

Anmerkung

Der Sinn der Hyposensibilisierung liegt weiters darin, dass durch das entstehende Taubheitsgefühl der Oberhaut, welche letztendlich auch für das Fühlen menschlicher Wärme, Nähe und Geborgenheit zuständig ist, ein gewollter oder ungewollter Kontaktabriss vergessen werden soll.

Im Sinne von: Je weniger Kontaktgefühl es gibt, desto weniger Erinnerung gibt es an die erfolgte Trennung. Dauert die Trennungsphase länger an, wird die Oberhaut an der Stelle, an welcher der Kontaktabriss am meisten empfunden wird im weiteren Verlauf mitunter auch trocken, schuppig, rau, kalt und durch die Minderdurchblutung möglicherweise blass bis weißlich.[49]

Bei der Mundschleimhaut verhält es sich umgekehrt, da der biologische Sinn darin liegt, dass man zuerst überempfindliche und feinfühlige Geschmackssensoren hat, um die Nahrungsmittel auf ihre Zusammensetzung und Konsistenz zu analysieren. Die überempfindliche Schleimhautauskleidung befindet sich im Mund- und Rachenraum und reicht bis etwa zwei Drittel in die Speiseröhre hinab. Dies kennt man vom Umstand etwas zu Heißes gegessen zu haben und dem damit verbundenen brennenden Schluckschmerz, welcher dann auch lediglich bis in den oberen Brustbereich spürbar ist.[50]

	Nasenschleimhaut (ÄHS)	**Mundschleimhaut** (IHS)
Aktive Phase (CA)	↘ - **(Schnüffeln)**	↗ **+ (Schmecken)**
Gelöste Phase (PCL)	↗ **+**	↘ **-**

Abb. 7: Hautschemen Sensibilitätsverlauf (eigene Darstellung)

↘ = Sensibilitätsminderung

↗ = Sensibilitätssteigerung

Das äußere Hautschema (ÄHS) beinhaltet ↘ ↗

- Die gesamte äußere, am Menschen sichtbare (Ober-)Haut = Epidermis
- Die Gänge der Tränendrüsen
- Die Horn- und Bindehäute der Augen
- Die Nasenschleimhaut inklusive restlichem Atemtrakt bis in die Bronchien
- Die Milchgänge der Brust (weiblich und männlich)
- Die Penissensibilität
- Die Vaginalschleimhaut
- Die Klitorissensibilität

- Die innere Auskleidung der gesamten Harnröhre
- Die Blasenschleimhaut (ausgenommen Trigonum = Blasendreieck)
- Den gesamten restlichen Uro-Genitaltrakt (Harnleiter und Nierenbecken)
- Die Samenblasenschleimhaut
- Die Rektumschleimhaut (ca. 20 cm in den After reichend)[51]

Das innere Hautschema beinhaltet

- Den Mundraum
- Die oberen 2/3 der Speiseröhre
- Die Gänge der Speicheldrüsen
- Die kleine Kurvatur des Magens
- Die Lebergallengänge
- Die Gänge der Bauchspeicheldrüse
- Die Schleimhaut des Zwölffingerdarms
- Die Koronargefäße (Innere Auskleidung der Arterien und Venen)
- Die Auskleidung der Carotiden und des Aortenbogens [52]

Zusammenfassung

Alle unter „äußeres Hautschema" angeführten Gewebe, Organe und Organteile reagieren in der Aktivität mit Taubheit und Empfindungslosigkeit.

Alle unter „inneres Hautschema" angeführten Gewebe, Organe und Organteile reagieren in der Aktivität mit Überempfindlichkeit.

Überdies kann es bei fortdauernder Aktivität oder heftiger Reaktion mitunter bei beiden Hautschemen zum Gewebsabbau und anschließender Neubildung der Oberhaut kommen.

6.5. Rezidiv und Schienen

Von einem Rezidiv wird biologisch dann gesprochen, wenn ein Mensch nach einer kürzeren oder längeren Pause wieder rückfällig, also konfliktaktiv, wird. Auch dann, wenn die Aktivierung nur einen ganz kurzen Zeitraum in Anspruch nimmt. [53]

Das heißt, es wurde bei der Erstaktivierung eine entsprechende Abspeicherung im Unterbewusstsein vorgenommen, die den Körper immer wieder an den ursprünglichen Auslöser zurückerinnert und ihn gleichermaßen reagieren lässt.

Beispiel „Reifenquietsch-Allergie"

Unsere 300-400 Millionen Lungenalveolen (Lungenbläschen) sind für unsere Atmung, im speziellen für den Gasaustausch zwischen Sauerstoff (O_2) und Kohlendioxid (CO_2) zuständig.
Das Programm der Lungenalveolen startet, wenn man plötzlich und unerwartet in Todesangst um sich selbst oder einen nahestehenden Menschen (Eltern, Kind, Partner, Verwandten, Freund etc.) gerät.[54]

Angenommen Frau H. sitzt in ihre Unterlagen vertieft an ihrem Arbeitsplatz. Plötzlich hört sie von der Straße her das Quietschen von Autoreifen und das dumpfe Geräusch eines Aufpralls. Sekunden später stürmt für sie vollkommen unerwartet jemand zu ihr ins Zimmer und ruft: „Frau H. kommen Sie schnell, Ihre Tochter wurde gerade überfahren!"

Frau H. startet in dieser Sekunde das Programm der Lungenalveolen. Diese weiten sich wie kleine Luftballons und verhelfen ihr dadurch besser atmen zu können und dadurch schneller und ausdauernder zu werden. Überdies hat sie durch eine Erhöhung ihres arteriellen Blutdrucks einen schnelleren Herzschlag und einen hohen Puls und es werden darüber hinaus auch noch Stresshormone (Adrenalin, Thyroxin etc.) in entsprechend hohem Maße ausgeschüttet.[55]

Frau H. ist also in einem psychischen Ausnahmezustand. Gleich wie diese Situation jetzt ausgeht, wird ihr Unterbewusstsein ab diesem Zeitpunkt bei jedem Reifenquietschen - wenn auch nur kurzfristig - gleichermaßen reagieren, es werden automatisch Stresshormone ausgeschüttet und der Blutdruck wird sich ganz von selbst erhöhen. Sie reagiert demnach seit dem ersten hochdramatischen Vorfall „allergisch“ auf das Geräusch quietschender Reifen und/oder dumpfe Aufprallgeräusche.

Das heißt, unser Unterbewusstsein macht in Ausnahmesituationen, das sind in der Regel solche, in denen uns der Schreck so richtig in die Glieder fährt, uns Mund und Augen offenstehen und uns womöglich auch kurzfristig die Luft wegbleibt, eine Sofortaufnahme von unserer Umgebung die wir in genau diesem Moment wahrnehmen. Was sehen, hören, fühlen, riechen und schmecken wir gerade zu dem Zeitpunkt, an dem der sprichwörtliche „Blitz“ in uns einfährt?

Nehmen wir weiter an, dass Frau H. zum Zeitpunkt des „Blitzeinschlags“ eine Orange gegessen hat und auf dem Tisch überdies Rosen und eine halbvolle Tasse Kaffee gestanden haben. Nun hätte Frau H. nicht nur die Reifenquietschallergie, sondern sie wäre vermutlich auch auf Orangen und Rosen „allergisch“. Das heißt sie würde beim Anblick und Geruch von Rosen respektive beim Anblick, Geruch und Verzehr von Orangen, möglicherweise auch Clementinen und Mandarinen **unbewusst** mit den genau gleichen Symptomen, nämlich jenen der Todesangst und all den dazugehörenden Programmen, reagieren.

Die halbvolle Tasse Kaffee kann dieselben Symptome auslösen. Außerdem ist ein schwerer Schock oftmals mit dem Gefühl verbunden, dass sich einem der Magen überdreht und man womöglich sogar die Toilette aufsuchen muss.

Die meisten Menschen kennen eine solche Situation: „Ich hatte so große Angst, dass ich mir fast in die Hosen gemacht hätte!“

Nun werden diese Reaktionen ebenfalls an die Todesangstsituation geknüpft und ab sofort hat Frau H. auch eine Laktoseunverträglichkeit, denn immer dann, wenn sie Kaffee trinkt bekommt sie Magen- und Darmprobleme.

Geht sie mit diesen Symptomen zum Arzt, wird ihr dieser mit hoher Wahrscheinlichkeit eine Laktoseintoleranz diagnostizieren. Das heißt, sie müsste ab diesem Zeitpunkt auf Milchprodukte jeglicher Art verzichten.

Würde sie die Probleme beim Verzehr von Orangen und Mandarinen ebenfalls erwähnen, hätte sie schulmedizinisch vermutlich auch noch die Diagnose „Fruktoseintoleranz".

Die Erklärung der Schulmedizin warum manche Menschen Laktose verdauen können und manche nicht liest sich dann so:

„Dass etwa ein Drittel der Menschheit lebenslang Laktose verdauen kann, ist einer ***genetischen Mutation*** *zu verdanken.* ***Wissenschaftler nehmen an****, dass diese Veränderung der DNA vor etwa 7500 Jahren in Zentraleuropa entstand. Bei den betroffenen Menschen nimmt die Menge an Laktase zwar auch ab, bleibt aber groß genug, um weiterhin Laktose spalten zu können. Dieser Zustand, den man mit Fachbegriff „Laktasepersistenz" nennt,* ***könnte*** *damals ein Überlebensvorteil* ***gewesen sein****. Denn mit Beginn der Viehzucht war Milch in großen Mengen vorhanden und wurde zu einer wichtigen Nahrungsquelle. Auch heute ist jeder Mensch, der keine Laktoseintoleranz hat, Träger dieser Mutation."* [56]

Hier wird also von wissenschaftlichen „Annahmen", von „könnte sein" und sogar von „Mutationen" gesprochen!?

6.6. Allergieauslöser

Natürlich existieren auch im naturbiologischen Kontext Allergieauslöser. Diese haben allerdings niemals mit Kämpfen in unserem Organsystem zu tun, bei denen sich etwa Lymphozyten und Hausstaubmilben bekriegen.

Alles beginnt, wie bereits erwähnt, mit einem allerersten dramatischen Konfliktschock, bei dem sich das Unterbewusstsein sämtliche Begleitumstände einprägt. Immer dann, wenn ab diesem Zeitpunkt der gleiche oder ein ähnlicher Konflikt stattfindet respektive die abgespeicherten Begleitumstände erkannt werden, startet das Unterbewusstsein bestimmte Programme als Überlebensstrategie. Dies um eventuell besser zu sehen, zu hören, zu fühlen, zu riechen oder auch zu schmecken.

Allerdings gibt es dabei auch immer wieder Kurzaktivierungen die in dem Moment in dem der eigentliche Konflikt dann doch nicht wieder geschieht, wieder heruntergefahren werden. Man hat dann mitunter ständig einen

Schnupfen. Dieser Aspekt wird im Zuge der Erklärungen der Pollenallergie zu einem späteren Zeitpunkt verdeutlicht.

Die in weiterer Folge vorgestellte Unterscheidung der Allergieauslöser mag für einen Kenner der 5bN ungewöhnlich sein, sie soll allerdings dem Laien und Einsteiger zum einfacheren Verständnis und zur leichteren Unterscheidung dienen.

Wobei hier unter dem Begriff „Allergien“ der Zeitpunkt gemeint ist an dem die Symptome der allergischen Reaktion - wie beispielsweise Schnupfen, Husten, Augenentzündungen etc. - auftreten.

„Allergien“ werden im Wesentlichen durch fünf Faktoren ausgelöst

1. Durch Erstaktivierung
2. Durch Kurzzeitaktivierung
3. Durch Kurzzeitlösung
4. Durch ideologisch bewusste oder unbewusste „Vererbung“
5. Durch Selbst-Reaktivierung

6.6.1. ***Allergie durch Erstaktivierung***

Die Voraussetzung für die Entstehung einer „Allergie“ genannten Reaktion ist stets das zeitgleiche Zusammentreffen dreier Kriterien.

Die konfliktive Situation, also der erlittene Konfliktschock muss dabei

1. extrem hochdramatisch,
2. isolativ und damit alleine empfunden (es ist niemand anwesend der nahezu gleich empfindet bzw. man kann über die Situation mit niemandem reden)
3. und vollkommen unerwartet sein.[57]

Erst und nur dann wenn diese drei Kriterien erfüllt wurden, werden die vom Unterbewusstsein auf den fünf Sinnesebenen wahrgenommenen Begleitumstände abgespeichert.

In weiterer Folge reagiert der Organismus auf Stimuli durch gleichgelagerte Konflikte und Begleitumstände. Das heißt, dass der Auslöser für eine sogenannte Allergie zwar im Wesentlichen im Erstkonflikt liegt, die allergische Reaktion jedoch tatsächlich erst bei einer Wiederholung der Umstände auftritt.

*6.6.2. **Allergie durch Kurzzeitaktivierung***

Allergien können durch Kurzaktivierung von Konfliktsituationen oder deren Begleitumstände ausgelöst werden.

Beim Erst- bzw. Ursprungskonflikt werden, wie bereits beschrieben, alle Begleiterscheinungen von unseren 5 Sinneskanälen abgespeichert. Dabei wird eine Art „Frühwarnsystem" installiert. Jeder einzelne Begleitumstand kann ab diesem Zeitpunkt eine Kurzaktivierung auslösen. Kommt es dann allerdings doch nicht zum Konflikt selbst, wird das System wieder heruntergefahren.

Vergleichbar ist dieser Vorgang mit der Reaktion eines Bewegungsmelders, dieser reagiert gleichsam ob jemand nur am Haus vorbeigeht oder dieses tatsächlich betritt.

Erlebt man beispielsweise einen heftigen Schock zu einem Zeitpunkt an dem gerade die Nussbäume blühen, werden diese automatisch mit dem Urkonflikt verknüpft und durch das Unterbewusstsein als Begleitumstand mit abgespeichert. Ab diesem Zeitpunkt hat man alljährlich von April bis Juni Kurzaktivierungen, die sich als allergische Reaktionen zeigen.

Erklärung

An jedem Nussbaum an dem man während der Blütezeit vorbeikommt wird kurzzeitig die - wenn auch unbewusst gewordene - Erinnerung an den Urkonflikt angetriggert.

Das Unterbewusstsein reagiert in dem Fall auf folgende Weise:

„Achtung, es könnte das passieren, das damals passiert ist! Daher starte ich sorgsamer Weise jetzt sofort die gleiche Überlebensstrategie, die dir auch damals erfolgreich geholfen hat!"

Es werden nun kurzfristig alle Verknüpfungsprogramme aktiviert. Man kann dadurch, je nach aktiviertem Kanal besser sehen, hören, fühlen, riechen und schmecken.

Passiert allerdings nicht das gleiche Drama wie damals, werden diese Sinnesschärfungen gegenstandslos und daher wieder heruntergefahren.

Lösungssymptome zeigen sich dann allerdings mitunter durch gerötete Augen, Störungen der Hörleistung, Hautüberempfindlichkeiten, Hautausschläge, Schnupfen, einen kurzzeitigen Verlust des Geruchs- oder Geschmackssinns oder auch andere Lösungssymptome.

Der deutsche Allergie-und Asthmabund definiert Nussallergien wie folgt:

Aus allergologischer Sicht sind in Deutschland speziell Haselnüsse und Walnüsse relevant. Je nach Sensibilisierungsgrad und Auslöser der Nussallergie zeigen sich unterschiedliche Beschwerden. Besonders bei isolierten Nussallergien besteht häufig die Gefahr einer starken allergischen Reaktion (Anaphylaxie). So liegen die Haselnüsse als Auslöser anaphylaktischer Reaktionen nach der Hülsenfrucht auf Platz Zwei.

Häufiger verbreitet, aber auch milder im Verlauf sind Nussallergien ausgelöst durch eine mögliche Kreuzreaktion mit frühblühenden Pollen (Birke, Erle, Hasel). Besteht diese Kreuzallergie, leiden die Betroffenen häufig unter einem oralen Allergiesyndrom. Im Bereich Lippen, Mund und Schleimhäute entsteht ein Kribbeln, Brennen oder auch Missempfinden. Darüber hinaus können Magen-Darm Beschwerden, Asthmaanfälle oder Neurodermitisschübe auftreten.

Meiden von Nüssen

Die Therapie besteht in erster Linie aus einer Ernährungsumstellung. Nachdem durch den Allergologen eindeutig festgestellt worden ist, dass eine bestimmte Nuss-Allergie vorliegt, muss diese Nuss und die Produkte daraus strikt vom Speiseplan gestrichen werden. Nüsse werden als Zutaten in den unterschiedlichsten Lebensmitteln verarbeitet. Je nach Allergie müssen einzelne oder mehrere Nusssorten gemieden werden. Besteht allerdings zum Beispiel nur eine Haselnussallergie, sollte auch nur diese gemieden werden.[58]

Anmerkung

Alle oben angeführten Symptome lassen sich anhand der 5bN genauestens differenzieren und auf Grund der gestarteten **S**innvollen **B**iologischen **S**onderprogramme entsprechenden Konflikt- bzw. Lösungsreaktionen zuordnen. Natürlich ist es möglich allergische Reaktionen durch Vermeidung des Verzehrs von Nüssen zu kompensieren. Allerdings ist es ja auch keine Lösung ein Auto, nur weil es einen platten Reifen hat, nicht mehr in Betrieb zu nehmen. Daher ist es vorrangig, die Ursache der Allergie zu erforschen und diese in weiterer Folge aufzulösen um Folgekonflikte zu vermeiden.

6.6.3. ***Allergie durch Kurzzeitlösung***

Genauso wie zuvor beschrieben kann der „Blitz" dann auch wieder ausfahren. Das heißt man konnte eine dramatische Situation (vielleicht auch genauso überraschend) wieder vollständig lösen. Ist einem zuvor die Luft weggeblieben, kann man jetzt erleichtert durchatmen, der Schreck fährt einem wieder aus den Gliedern.

Man wird in der Sekunde gelöst und entspannt bzw. schlapp. Die Stresshormone werden heruntergefahren und der Blutdruck und Puls normalisieren sich zunehmend wieder.[59]

Konfliktlösungen geschehen demnach IMMER spontan! Wenngleich eine Lösung nicht immer spektakulär sein muss und zumeist gar nicht bewusst wahrgenommen wird.

Eine unbewusste Lösung einer Pollenallergie wäre beispielsweise, wenn der Nachbar, der mich im Garten während des Pollenflugs mit einer Waffe bedroht hat, plötzlich stirbt. Durch dessen Tod löst sich die Notwendigkeit des Frühwarnsystems und damit auch die allergische Reaktion auf die Pollen.

Daraus ist auch ersichtlich, dass Problemlösungen genauso spontan und überraschend eintreten können, wie es bei Aktivierungen der Fall ist.

Ein typisches Beispiel für eine Allergie durch Konfliktlösung wäre eine Tierhaarallergie.

Katzen- bzw. Hundehaarallergien gehen zumeist mit geröteten, brennenden und juckenden Augenbindehäuten einher. Die Bindehäute und Augenlider bestehen an der Oberfläche aus Epidermis, also Oberhaut, welche den Konflikt der visuellen Trennung beinhaltet.

Man hat dabei jemanden aus den Augen verloren.[60]

Oftmals handelt es sich dabei um das Lieblingstier eines Kindes, welches plötzlich verschwunden und niemals wiedergekommen ist. Das Kind ist ab diesem Zeitpunkt hochgradig konfliktaktiv. Es hält ab nun, wenn auch mit fortgeschrittener Zeitdauer immer unbewusster, Ausschau nach seinem verschwundenen Tier (vielleicht einer Katze).

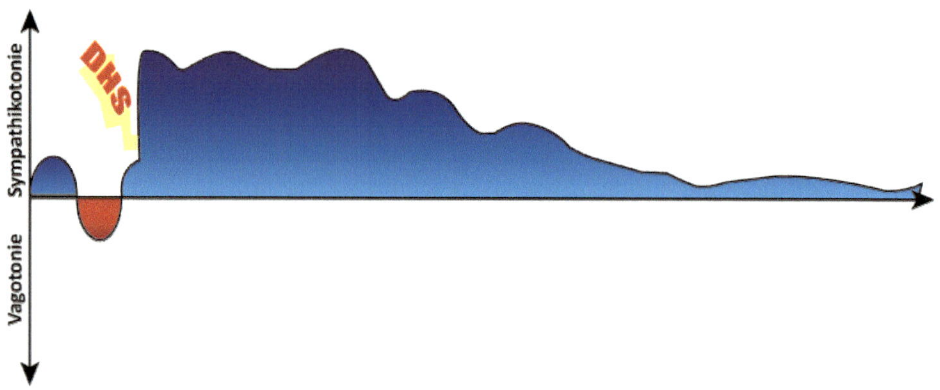

Abb. 8.: Transformierter Konfliktverlauf [61]

Da der Vorfall mit der Katze zunehmend in Vergessenheit gerät, transformiert sich auch die Konfliktintensität im Laufe der Zeit herunter.

Wird vom Unterbewusstsein des Kindes nun eine ähnliche Katze wahrgenommen, wird dem Organismus signalisiert: „Die Katze ist wieder hier!" Nun geht der visuelle Trennungskonflikt in Lösung, was eine Entzündung und Rötung der Augenbindehäute zur Folge hat (natürlich können hier gleichzeitig auch andere Lösungssymptome auftreten wie beispielsweise Schwellungen der Augenlider, der Nasenschleimhaut, der Bronchialschleimhaut u.v.m.). Wird dieses Symptom nun bei der Mehrzahl an Katzenkontakten wahrgenommen, wird natürlich von „Katzenallergie" gesprochen und diese auch von einem Arzt entsprechend diagnostiziert werden.

Im Gegensatz zur Kurzzeitaktivierung bewirkt hier die Anwesenheit der (ähnlich aussehenden) Katze also eine augenblickliche Konfliktlösung

(„Meine Katze ist wieder hier!“) und es treten dann unmittelbar die Symptome der Allergie auf. Ist die Katze wieder weg, dann wird auch der Konflikt wieder aktiv.

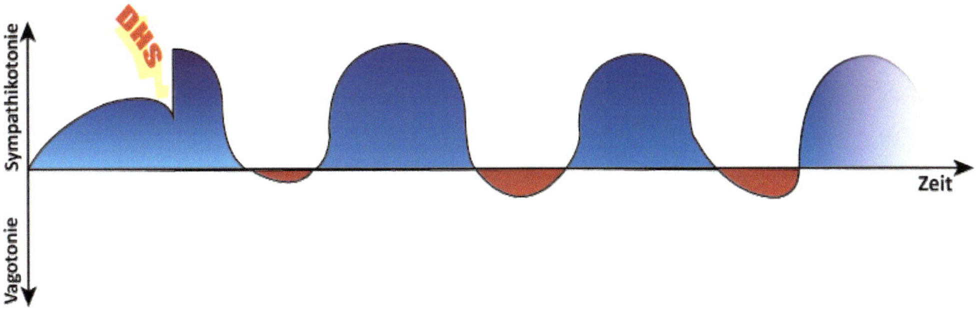

Abb. 9.: Kurzzeitlösungen [62]

Ab dem DHS (Blitzeinschlag) deaktiviert demnach jeder Katzenkontakt, wenn auch nur kurzzeitig, die Konfliktaktivität.

Unterscheidung Kurzzeitaktivierung und Kurzzeitlösung

Während sich bei der Kurzzeitaktivierung der heruntertransformierte Konflikt zunächst extrem verstärkt und erst im Anschluss in Lösung (CL) kommt, geschieht bei der Kurzzeitlösung eine sofortige vollständige CL ohne vorangegangener Extremaktivierung.

Es muss daher bei einer Kurzzeitaktivierung im Vorfeld immer zuerst zu einer extremen Konfliktintensitätssteigerung gekommen sein („Alarm! Es passiert gleich wieder etwas!“) bevor die PCL-Phase einsetzt.

Bei der Kurzzeitlösung hingegen, geschieht die Lösung satt („Mein geliebtes Tier ist wieder hier!“), also ohne unmittelbar vorangegangener Extremaktivierung.

Die Unterscheidung in Kurzzeitaktivierung und Kurzzeitlösung erfolgte im Speziellen aus dem Grund, um eine klare Differenzierung hinsichtlich des genauen Zeitpunktes der Aktivierung der Lösungsphase erkennen zu können.

6.6.4. ***Allergie durch ideologische Vererbung***

Wird ein Mensch geboren, hat er keine Ahnung, wie die Welt funktioniert. Also lässt er sich diese von seinen Eltern, Großeltern, älteren Geschwistern, Erziehern und Lehrern erklären bzw. antrainieren. Dabei werden ihm deren Erfahrungen implantiert. Er erfährt was richtig oder falsch ist und was Gut von Böse unterscheidet. Der Mensch ist demnach lediglich ein Konstrukt aus den Ideologien seiner engsten Mitmenschen.

Stellt man sich also die Frage: „Sind Allergien vererbbar?"

Müsste man sich auch die Frage stellen: „Ist Katholizismus vererbbar?"

Die „Vererbung" von Allergien kann man mit der Vererbung der religiösen Einstellung seines Elternhauses vergleichen. Vererbung gibt es demnach nur im ideologischen Sinn. Was die Eltern für richtig halten ist für das Kind Gesetz und wird von diesem als Wahrheit angenommen und entsprechend abgespeichert.

Erst der Glaube an die Vererbung einer Allergie, lässt es folglich zu, dass sich diese auch tatsächlich manifestieren kann.

Die Vererbung von Allergien passiert daher in der Regel nicht auf physiologischem, sondern auf ideologischem und psychologischem Wege.

Hat beispielsweise die Mutter einen diagnostizierten „Heuschnupfen" kann es dazu kommen, dass das Kind, wenn es zufällig zur selben Zeit ein paar Mal niest, von der Mutter ganz aufgebracht zu hören bekommt: „Um Gottes Willen, hoffentlich hab ich dir nicht diesen verdammten Heuschnupfen vererbt! Bei mir hat es auch in deinem Alter begonnen!"

Wer sich jetzt mal kurz in das Kind einfühlen kann wird bemerken, dass bei diesem gerade die Alarmglocken läuten und vermutlich im selben Moment der sprichwörtliche „Blitz" eingeschlagen hat. „Oh Gott, jetzt habe ich denselben Schmarrn wie meine Mama!"

Das heißt, die Mama hat ihrem Kind gerade eine Heuschnupfenallergie „vererbt".

Dabei löst alleine der Glaube an die Allergie diese dann auch tatsächlich aus!

Durch eine Klientin erfuhr ich beispielsweise auch, wie ein Hallux valgus (Schiefstand des Großzehs) „vererbt“ werden kann. Diese dachte sich bereits in der Kindheit: „Oh Gott, hoffentlich bekomme ich nicht auch so einen krummen Zeh wie mein Papa!“

Natürlich bekam sie ihn dann!

Anmerkung

Dies ist ein Beispiel für eine Entwertung (mangelnder Selbstwert - man ist an dieser Stelle „nicht gut genug“) mit Bezug auf die Gehirnregion Großhirnmarklager und hat mit Allergien im weiteren Sinne nichts zu tun.

Eine weitere Möglichkeit sogenannter ideologischer Vererbungen wäre das „sich ertappt Fühlen“. Man meint etwas getan zu haben, das von Mutter oder Vater (oder auch einem Arzt) als „Unrecht“ implantiert wurde.

Bewusste, wenn auch kurze, schwache Blitzeinschläge, können immer auch gefühlt werden. Dabei stockt meist für einen Moment der Atem, man reißt kurz Mund und Augen auf, sieht sich dabei vielleicht sogar verstohlen um und hat kurzzeitig einen schnelleren Herzschlag. Man hat ein mulmiges Gefühl, denn man hat etwas getan, das man nicht hätte tun dürfen.

Aus so einer „ertappt werden“-Situation kann nun eine allergische Reaktion resultieren.

Isst man beispielsweise gerade gedankenverloren etwas und es fällt einem währenddessen ein, dass dieses Nahrungsmittel vom Arzt als allergieauslösend eingestuft wurde, fährt meist ein kurzer Ruck durch den Körper und man fühlt sich ertappt und schuldig. Die Folge könnte (neben vielen anderen Reaktionen) plötzliches Erbrechen und Durchfall sein. Vermutlich fühlt man sich aber gerade dann in der ärztlichen Diagnose der Nahrungsmittelunverträglichkeit bestätigt.

Tatsächlich hat hier lediglich die „Giftwarnzentrale“ des Körpers reagiert. Meint der Organismus man hat etwas zu sich genommen das für den Körper unverträglich, also giftig ist, dann schlagen spezielle, sensorische Rezeptoren im Verdauungstrakt Alarm. Diese sind dafür zuständig die Nahrung auf ihre Verträglichkeit zu überprüfen. Fällt die Überprüfung negativ aus, wird die Nahrung wieder ausgeschieden um Vergiftungen zu vermeiden und dadurch das Überleben zu sichern.

Kirschen-Wasser Unverträglichkeit

Von meiner Großmutter und meiner Mutter wurde mir bereits von Kindesbeinen an eingetrichtert, dass man unter keinen Umständen Wasser trinken dürfe, wenn man zuvor Kirschen gegessen hat, da man ansonsten Durchfall bekäme. Habe ich mal darauf vergessen, dass ich zuvor vom Kirschbaum genascht habe und dann eine halbe Stunde später Wasser getrunken, habe ich mich noch während des Trinkens extrem erschrocken, der Blitz ist eingefahren und ich habe mich ertappt gefühlt.

Dies war eine Situation als stünden meine Großmutter und meine Mutter scheinbar mit erhobenem Zeigefinger hinter mir um mir zu bedeuten, dass ich gerade etwas Unrechtes tue.

Natürlich bekam ich dann gleich darauf Durchfall!

Also stimmte es wirklich! Die Kombination aus Kirschen und Wasser konnte tatsächlich Durchfall verursachen!

Als ich bereits etwas älter war las ich eines Tages einen Bericht über Kirschen, in der unter anderem auch die Zusammensetzung derselben angeführt wurde. Neben Eiweiß, Fett und Kohlenhydraten war der Hauptanteil einer Kirsche doch tatsächlich Wasser und das zu ca. 80 % (!?). Also wie jetzt? Wenn ich Wasser trinke und dazu Wasser trinke, bekomme ich schließlich auch keinen Durchfall! Durch diese Information hat sich meine Kirschen-Wasser-Durchfall – Unverträglichkeit ganz von selbst aufgelöst.

Im heutigen Verständnis weiß ich, dass sich damals meine „Giftwarnzentrale" hinsichtlich der Kombination Kirschen und Wasser aktiviert hatte. (*siehe Pkt. 7.3.9. Durchfall – Vergiftung / Falsche Ernährung*).

6.6.5. ***Allergie durch Selbst-Reaktivierung***

Eine Möglichkeit Allergien auszulösen ist die Selbst-Reaktivierung.

Diese stellt vermutlich sogar einen relativ hohen Prozentsatz der Allergien dar.

Hier genügt oftmals schon alleine der Anblick eines blühenden Baumes, um den Allergiker erschrecken zu lassen und die Allergie dadurch zu reaktivieren.

In meiner Praxis habe ich es oftmals erlebt, dass der Urauslöser der Allergie gefunden und im Anschluss auch tatsächlich aufgelöst wurde.
Ein Hauptproblem der Behandlung scheint dabei die Nachhaltigkeit der erfolgten Allergielösung zu sein, da viele Betroffene so fest an „ihre“ Allergie glauben, dass sie diese alleine durch diesen unabdingbaren Glauben bzw. durch die Angst davor reaktivieren und am Laufen halten können.

Sonja, eine 40-jährige Klientin, hatte seit über 15 Jahren einen Heuschnupfen. Der Urauslöser startete, als sie mit ihrem Verlobten einen Spaziergang unternahm. Während sie also durch die Natur spazierten und die blühenden Bäume beobachteten und alles friedlich zu sein schien, eröffnete er ihr aus heiterem Himmel „Ich muss dir etwas sagen, ich werde dich nicht heiraten. Ich trenne mich von dir!“

Natürlich saß der Schock extrem tief und vom „Alarmsystem“ der Klientin wurden in dieser Sekunde alle Wahrnehmungsebenen durchgecheckt und abgespeichert.

Nachdem sich Sonja nun bewusst machte, dass sie an diesem Mann schon seit Langem absolut kein Interesse mehr hatte und ihn auch in keinster Weise mehr liebte, verschwanden die Allergiesymptome in den darauffolgenden Tagen und kamen im Behandlungsjahr auch nicht wieder.

Kaum begannen im Folgejahr die Bäume zu blühen, „blühte“ auch die Allergie von Sonja wieder auf. Sie hatte sich so darauf konzentriert, ob die Allergie wiederkommen würde, dass sie diese offensichtlich selbst re-aktiviert hatte.
Sie meinte: „Natürlich hab ich sie wieder, ich habe gleich gewusst, dass sich die Allergie nur aufgrund dieser einen Behandlung nicht auflösen kann!“

Wurde eine Allergie widererwarten nicht aufgelöst neigt man als Therapeuten meist dazu nach weiteren bzw. anderen (Ur-)Auslösern zu forschen und fragt sich, warum keine gefunden werden können. Hier wurde dann oftmals einfach nur die Möglichkeit der Selbst-Reaktivierung außer Acht gelassen.

Eine mögliche Auflösung solcher Selbst-Reaktivierungen kann mit Hilfe einer Kombination aus Regression und Bewusstwerdung erwirkt werden.

Dazu führt man den Klienten an einen schönen Frühlingstag zurück, einen Zeitpunkt, an dem sich noch keine Allergiesymptome bei ihm gezeigt haben. Dabei ist es wichtig, dass er sich bewusst wird, wie schön es aussieht, wenn die Natur im Frühling erwacht und wie herrlich es ist an den erblühenden Gräsern, Blumen und Blüten zu riechen.

Alleine durch die Bewusstwerdung, dass es damals zu keinerlei allergischen Reaktionen gekommen ist, stellt sich hier zumeist eine vollständige Lösung der Selbst-Reaktivierung ein.

6.7. Medikamente

Der Einsatz von Medikamenten bei Allergien ist mitunter bedenklich, da diese zum einen Reparaturphasen verlängern können und zum anderen dadurch eine medikamentöse, und somit künstliche Sympathikotonie erzeugt werden kann, welche die PCL-Phase unterbricht und damit eine chemisch unterstützte Konfliktaktivierung erreicht.

Dabei scheint im Speziellen die Einnahme von Sympathomimetika kontraindiziert, da gerade diese in der Lage sind die PCL-Phase zu stoppen und damit für eine künstlich erzeugte Stressphase des Patienten verantwortlich zeichnen.

Die Ausnahme bilden hier in jedem Fall Notfallmedikamente wie beispielsweise Theophyllin oder Epinephrin (Adrenalin), welche durch ihre Wirkung einerseits den Blutdruck anheben und andererseits lebensbedrohliche Situationen, wie etwa einen durch das Zuschwellen der Bronchien drohenden Erstickungstod, verhindern.

Überdies lässt sich durch Medikamente wie beispielsweise Cortison, welches eine abschwellende Wirkung erreicht oder auch H1-Antihistaminika

- welche die Histaminproduktion blockieren - verschiedene periphere (Hautrötung, Juckreiz) und zentrale Wirkungen (Erbrechen, Schlafförderung) erzielen, um extreme allergische Reaktionen im erträglichen Rahmen zu halten.

Während einer Schwangerschaft sollte die Einnahme von Medikamenten jedoch tunlichst vermieden werden.

Anmerkung zum Cortison

Entgegen früherer 5bN-Meinungen, dass die Anwendung von Cortison bei gleichzeitiger Aktivität der Nierensammelrohre kontraindiziert wäre, weiß man heute, dass eine Verabreichung für die Dauer von 2-3 Tagen durchaus auch hier angezeigt scheint, da dieses eine abschwellende Wirkung erzielt. Erst bei längerer Cortisongabe oder bei Hochdosierungen erwirkt dies, im Speziellen in Verbindung mit NSR-Aktivität eine Kontraindikation.

Tatsache ist und bleibt allerdings, dass Medikamente bestenfalls Symptomlinderungen, jedoch keinesfalls Problemlösungen bewirken können.

6.8. Hyposensibilisierung

Bei der Hyposensibilisierung wird der Organismus mit ständigen „Allergengaben" überreizt und reagiert offensichtlich dadurch nicht mehr so intensiv auf die auslösenden Begleitumstände.

Wenn man sich die „Reifenquietsch-Allergie" von Frau H. in Erinnerung ruft, dann wurde ausgeführt, dass bei ihr, ab dem konfliktiven Zeitpunkt (Blitzeinschlag) bei Reifengequietsche stets die Alarmglocken läuten und alle organischen Ressourcen mobilisiert werden um das Überleben (von ihr oder nahen Angehörigen) zu sichern.

Würde Frau H. nun beispielsweise eine Arbeitsstelle in einem Fahrsicherheitszentrum annehmen, dann stünde „Reifengequietsche" mehrmals täglich an der Tagesordnung. Das heißt ihr Organismus würde zunehmend unsensibler darauf reagieren und die Intensität der Reaktion mehr und mehr herunterfahren. Dadurch würde Frau H. auch zunehmend gelassener reagieren. Die „Reifenquietschallergie“ ist dadurch zwar nicht behoben, allerdings soweit heruntergefahren, dass diese von Frau H. kaum mehr bemerkt werden würde. Erst wenn dann tatsächlich wieder ein Todesdrama in Verbindung mit Reifengequietsche geschieht, werden ihr in der Sekunde wieder die gesamten Reaktionen und die damit verbundenen Überlebensstrategien hochgefahren.

Daher könnte man anstatt von Hyposensibilisierung auch von Hypersensibilisierung sprechen, da zuerst eine Überreizung, also Verstärkung stattfinden muss, um schlussendlich eine Reizabschwächung zu erreichen.

6.9. Kreuzallergien

Kreuzallergien entstehen hauptsächlich durch ärztliche Diagnosen. Diagnostiziert ein Arzt beispielsweise: „Sie haben eine Pollenallergie, daher könn(t)en Sie auch auf Äpfel, Haselnüsse, Karotten, Kartoffel, Kirschen, Kiwis, Nektarinen, Pfirsiche, Aprikosen, Pflaumen, Sellerie und Soja allergisch reagieren!“, verursacht der Arzt bei dieser diagnostischen Aussage mehrere Diagnoseschocks (Blitzeinschläge) die den Patienten dann auch tatsächlich auf die genannten Sorten allergisch reagieren lässt.

Dies deshalb, da der Verdauungstrakt nun mit rascher Ausscheidung der nun scheinbar „giftigen“ Substanzen reagiert.

6.10. Anaphylaktischer Schock

Anaphylaxie ist zweifelsohne eine mitunter lebensbedrohliche Angelegenheit.

Was seitens der Schulmedizin allerdings gänzlich außer Acht gelassen wird ist der Umstand, dass derart extreme, schnelle und große Schwellungsprozesse nur dann entstehen können, wenn bei einem Patienten gleichzeitig eine CA-Phase der Nierensammelrohre (NSR) besteht. Bei aktiven Nierensammelrohrprozessen wird vom Organismus Wasser eingelagert. Dies bewirkt, dass dadurch Lösungsprozesse extrem heftig verlaufen. Schwellungen werden dabei mitunter erheblich größer und Schmerzen wesentlich stärker empfunden.

Der Wassereinlagerungsprozess selbst geht auf die urarchaische Entwicklungsgeschichte zurück und startet sein Programm, wenn man Existenzthemen am Laufen hat.

Demnach bei extremen

- Verlustthemen (Wohnung, Haus, Geld verloren)
- Einsamkeitsthemen (sich total alleingelassen fühlen)
- Versorgungsthemen (sich schlecht oder unterversorgt fühlen)

Der naturbiologische Sinn dahinter ist, dass man mit einem genügend großen Wasserspeicher länger überleben kann. Vergleichbar ist dies mit einem vollen Wasserreservoir aus dem man auch bei lange anhaltender Dürre Wasser schöpfen kann.

Demnach werden anaphylaktische Schocks erst durch das Zusammenwirken der oben angeführten Umstände möglich, da es erst dadurch zu den vorangeführten Extrem-Reaktionen kommt.

Im Übrigen ist zu beobachten, dass im Speziellen übergewichtige Menschen oftmals solche NSR-Programme am Laufen haben.

Reagiert man auf Insektenstiche mit großen Schwellungsprozessen, kann man ebenfalls davon ausgehen, dass das Nierensammelrohrprogramm aktiv ist.

Dass es sich bei Schwellungen IMMER um Lösungsprozesse handelt, ist relativ einfach zu überprüfen.

Hat man sich mal etwas heftiger den Arm gestoßen, entsteht meist eine Beule (Schwellung).

Daraus kann man schließen, dass jede Schwellung tatsächlich ein Lösungsprozess sein MUSS. Und ein anaphylaktischer Schock daher nur eine extreme Lösungsreaktion sein kann.

Erfahrungsbericht von Frau K.

„Meine Tochter wurde im Juni 2004, damals sechs Jahre alt, von einer Biene gestochen. Fünf bis zehn Minuten später waren ihre Augen zugeschwollen und juckten. Auch ihre Haut juckte und sie klagte über einen Kloß im Hals und Atemnot. Ich dachte sofort an eine **Bienenallergie**, weil ich damals mit den 5 biologischen Naturgesetzen noch nicht sehr vertraut war und fuhr mit dem Kind zum nächsten Arzt, der ihr Tabletten gab, die vermutlich Cortison enthalten haben. Was in dem Fall ja richtig war, sie aus der vagotonen Phase gehoben hat und die Symptome zum Abklingen gebracht hat. Sie hätte ja im schlimmsten Fall durch die Kehlkopfschwellung auch ersticken können.

Der Arzt riet mir dringend, die nächsten Tage den Hausarzt aufzusuchen und Allergietests durchführen zu lassen. Ich ging aber nicht hin, weil ich nicht wollte, dass mein Kind diesen Tests und womöglich einer Hyposensibilisierung ausgesetzt würde.

Ein Jahr später wurde das Kind wieder von einer Biene gestochen, wieder die gleichen Symptome, geschwollene juckende Augen und Juckreiz auf der Haut, aber keine Atemnot. Da sie dieses Mal beim Vereinssport gestochen wurde und somit ihre ganzen Freundinnen und die Gruppenleiter, die sie auch gleich zum Arzt brachten, und nachher dann das halbe Dorf Bescheid wusste, dass meine Tochter eine **Bienenallergie** hatte, ließen wir uns nun doch zu einem Spezialisten überweisen, der weitere Tests an meiner Tochter durchführte. Ich hatte die Befürchtung, würde ich den Schritt unterlassen, könnte mir nachher vorgeworfen werden, ich würde mein Kind bewusst einer Gefahr unterziehen und am Ende würde man mir noch das Sorgerecht entziehen.

Von diesem Arzt, der eine **hochgradige** Allergie auf Bienengift ausstellte, wurde ich weitergeschickt an das Uniklinikum, das nochmals testen sollte und dort sollte auch die Hyposensibilisierung durchgeführt werden. Ich machte mir die allergrößten Vorwürfe, dass ich überhaupt zu einem Arzt gegangen war. Alle hatten sie extra betont, dass mein Kind in größter Lebensgefahr wäre, (was im Prinzip ja auch stimmte, sie könnte an so einem Stich auch sterben) aber es wurde in einer Art und Weise ausgesprochen, die auch das Kind in richtige Angst versetzte. Außerdem bemerkte ich, dass sie furchtbare Angst davor hatte, von Spritzen gestochen zu werden.

Am Uniklinikum wieder die gleiche Diagnose. Typ-I-Allergie auf Bienengift. Ich malte mir schon aus, wie das wohl werden könnte, wenn sie erst stationär hier sein müsste und danach über Jahre gespritzt werden müsste. Ich dachte an die Schulleistungen, die sehr darunter leiden würden, wenn wir wöchentlich oder mehrmals in der Woche in die Uniklinik fahren mussten. Und, dass sie durch die ganze Prozedur ja ständig daran erinnert würde, jederzeit sterben zu können. Die ganze psychische Belastung, die Panik vor jeder Spritze. Ich wollte das meinem Kind nicht antun. Jedenfalls sagte der Arzt, man müsse eben abwägen, ob es sinnvoll wäre, weil sie noch so jung und auch ängstlich wäre. Das war mein Stichwort. Ich lehnte sofort ab und meinte noch, es könne ja sein, dass sie jetzt jahrelang nicht mehr von einer Biene gestochen würde. Das stehe doch in keinem Verhältnis zu dieser Prozedur. Dem Arzt wurde jetzt ziemlich mulmig, aber er musste vermerken:

„Wir verzichteten aufgrund des Alters der Patientin und ihrer Ängstlichkeit – bei zugleich klarer Indikationslage für eine Hyposensibilisierung – auf die Durchführung von Hauttestungen unter Fixierung. Eine Aufklärung der Mutter der Patientin über die dringende Notwendigkeit einer Hyposensibilisierung auf Bienengift, und die möglichen Konsequenzen inklusive Todesfolge bei einer Unterlassung dieser Behandlung, erfolgte. Dennoch lehnte die Mutter aktuell eine Therapie für ... (Name der Tochter) ab."

Außerdem hatten sie meine Angaben verdreht, denn sie schrieben meine Tochter hätte beim ersten Stich keine Atemnot gehabt, sondern beim zweiten, obwohl es genau andersrum war. Aber vermutlich hätte das nicht in die Theorie gepasst, dass es nach jedem Stich schlimmer werden muss. Trotzdem war ich erleichtert. Nun war zwar die Gefahr mit der Schülermedizin erst einmal gebannt, aber weil ja wirklich eine Gefahr für meine Tochter bestand, musste der Konflikt gelöst werden. Nach und nach versuchte ich, indem ich mir mehr Wissen über die 5 biologischen Naturgesetze aneignete, die Ursache für den Konflikt zu finden. Auf einem Seminar erzählte ich den Hergang genauer:

Wir haben Bienen. Am dem Tag als mein Kind das erste Mal „allergisch" auf einen Bienenstich reagierte, hatte ich Streit mit meinem Mann und fuhr deshalb ohne ihn, nur mit den beiden kleinen Kindern, sechs und sieben Jahre alt, zum Bienenstand. Die Kinder waren die Bienen schon gewohnt, standen immer daneben und spielten manchmal sogar mit Bienen oder durften die Waben halten. Diesmal passierte jedoch ein Missgeschick, der obere Bienenkasten klebte am unteren und fiel dann mit einem Krach zu Boden. Bienen stürzten wild aus dem Kasten und eine stach meine Tochter. Wir hatten überhaupt nicht mit so einer Situation gerechnet. Ich nahm den Stich auch gar nicht ernst, denn meine Tochter war auch früher schon gestochen worden, sondern schickte sie mit ihrer Schwester weg. Sie solle ihr doch schnell Spitzwegerich suchen, den man zerreiben und auf den Stich geben kann. Aber das wussten die Kinder auch und ich kümmerte mich erst einmal um die aufgeregten Bienen. Keine fünf Minuten später kamen die Kinder zurück. Sie hatten keinen Spitzwegerich gefunden. Ich schaut meine Jüngste an und sah, wie ihr das ganze Gesicht zuschwoll, innerhalb von Minuten. Als ich die Geschichte erzählte, sagte Helmut P.: das Kind wurde von der Mutter getrennt, Haut ist Trennung.

Mir waren die Zusammenhänge zwar immer noch nicht vollkommen klar, aber dass ich mein Kind niemals alleine hätte lassen dürfen mit der Schwester, die doch auch erst sieben Jahre alt war. Und dann die ganze Situation, der vorangegangene Streit mit meinem Mann, die aufgeregten Bienen, boten genug Anlass für einen Konflikt. Nach dem Gespräch mit Herrn P. fragte ich zuhause meine Tochter, die damals vielleicht neun Jahre alt war, ob sie sich denn noch an den Hergang von damals erinnern könne. Und ob sie denn damals gewünscht hätte, dass ihre Mutter sie in den Arm genommen und getröstet hätte, anstatt sie mit der Schwester wegzuschicken. Sagte sie zuerst, „weiß nicht“. Und dann merkte ich, wie sich ihr Gesichtchen veränderte und ganz leise, aber so ganz aus dem tiefsten Herzen heraus, als wenn sie sich gerade erinnert hätte, „Ja“. Da dachte ich, jetzt hat sie den Konflikt gelöst. Allein durch die Erinnerung und dadurch, dass ich ihr das so ehrlich sagte, „Ich hätte Dich nicht allein lassen dürfen“. Das gab ihr Vertrauen. Da ist irgendwo ein Knoten geplatzt.

Danach wurde sie mehrere Jahre nicht mehr von einer Biene gestochen. Die nächsten paar Jahre hatte sie noch ihr Notfallset dabei, wenn sie länger weg war, aber wir machten kein Aufhebens daraus und ich hatte ihr gesagt, es könnte sein, dass nichts passiert. Und dann müsste sie auch die Medikamente nicht unbedingt einnehmen, wobei sie auch nicht schaden würden.

Ich versuchte den Hergang genauer zu rekonstruieren: Sie wurde 2005 auch von einer Wespe gestochen, zeigte aber dabei keine auffälligen Symptome. Die Schulmediziner sagten, auf Wespengift hätte sie noch keine Allergie, aber das könnte noch kommen. Ich dachte aber, sie hat deshalb nicht reagiert, weil beim Wespenstich ihr Papa in der Nähe war und sie deshalb keine Trennung empfunden hat. Bei beiden Bienenstichen waren aber weder Mutter noch Vater anwesend. Beim ersten Stich hatte ich die Tochter weggeschickt, beim zweiten Stich waren zunächst nur ihre Freundinnen anwesend.

Ich beobachtete aber etwas anderes: Die panische Angst vor Stichen und Spritzen aller Art, die sie nun plötzlich hatte. Wir konnten z.B. nicht mehr zum Zahnarzt gehen, weil sie sich nicht spritzen ließ. Wir waren bei vier oder fünf verschiedenen Zahnärzten, immer das gleiche Lied, sie machten meiner Tochter Angst und Bange und sagten, sie müsse eben unter Vollnarkose gesetzt werden zum Zähne richten. Damals wusste ich noch nicht, was Dr. **Hamer** zu den Zahngeschichten sagt, sonst hätte ich ihr den ganzen Zirkus erspart.

Als ich genug hatte von der sinnlosen Fahrerei von Zahnarzt zu Zahnarzt, sagte ich zu meiner Tochter, ich würde nicht mehr mitgehen, sie solle doch alleine gehen. Und tatsächlich, sie ging alleine zu unserem Zahnarzt, kam dann voller Stolz nach Hause. Der Zahn war verplombt und siehe da, ihre Augen waren leicht zugeschwollen. Das Stechen war also zu einer Schiene geworden. Deshalb beschloss ich, sie vorerst keiner Spritze mehr auszusetzen. Ich wollte sie ja nicht unnötig auf die Schiene setzen und noch mehr Schienen damit produzieren.

Irgendwann wurde mir klar, bei der vermeintlichen Bienenallergie muss es sich um mehrere Konflikte gleichzeitig gehandelt haben.

1. Kehlkopf (wegen der Atemnot) = Schreckangst (Revierangst), weil ja der Bienenkasten mit voller Wucht heruntergekracht war und die Bienen herausgeschossen kamen.

2. Trennung Haut, weil sie von der Mutter getrennt wurde. Eigentlich war sie von Vater und Mutter getrennt, sie hat ja auch nicht einseitig reagiert.

3. Augenjucken = visueller Trennungskonflikt, sie hat ja Mutter und Vater auch nicht mehr sehen können, als sie mit ihrer Schwester weglaufen

musste, um den Spitzwegerich zu suchen. Weil sie die Schwester mit nur sieben Jahren nicht als Hilfe empfunden hat, hat sie sich wohl mutterseelenallein gefühlt. Als die Kinder fünf Minuten später zurückkamen und ich mich endlich meiner Tochter zuwandte, gingen die Konflikte gleichzeitig in Lösung und die Symptome waren in dem Maße heftig, wie sie auch den Konflikt empfunden haben musste. Sie war ja erst sechs Jahre alt. Dass sie nun in der Lösung war, merkte man auch daran, dass sie trotz dem juckenden Gesicht ganz ruhig und zufrieden wirkte. Wir konnten zuerst keinen Arzt finden und fuhren sicher eine halbe Stunde mit dem Auto herum. Wir machten sogar noch Späßchen im Auto, weil sie so lustig aussah mit den zugeschwollenen Augen.

Beim zweiten Stich hatte sie nur Haut- und Augenjucken, aber keine Atemnot, ich vermute deshalb nicht, weil eben da kein Bienenkasten herunterkrachte, sondern sie einfach mit dem Fuß in eine Biene trat.

Dann wurde sie jahrelang nicht mehr gestochen und wie gesagt, nach dem Gespräch, in dem sie mir sagte, dass sie eine Trennung empfunden hatte und in dem ich ihr auch erklärte, dass sie ja nun größer sei, und nicht mehr für alles eine Mutter brauchte, hoffte ich, sie würde keinen Konflikt mehr erleiden beim nächsten Bienenstich.

Dieser Stich ereignete sich vor ein paar Wochen. Das Kind ist nunmehr 12, in der beginnenden Pubertät und die Mama ist nur noch dann wichtig, wenn man gerne einen neuen Pulli hätte oder ähnliches. Wir fuhren mit dem Rad, als sie plötzlich anhielt, weil sie irgendetwas gestochen hatte und es sehr weh tat. Ich sah den Bienenstachel stecken, und entfernte ihn vorsichtig, blieb ganz ruhig und sagte, alles wäre ok, es würde halt jetzt weh tun. Meine andere Tochter fragte, was war das für ein Tier? Da sagte ich ganz ruhig, das wäre eine Biene gewesen, aber das wäre nicht schlimm. Wir würden jetzt einmal beobachten, wie es ginge und wenn die Haut nicht juckt und auch sonst nichts passiert, wäre es ok. So war es. Keinerlei Reaktionen, außer, dass der Stich eben weh tat.

Drei Tage später (wohl zur nochmaligen Bestätigung) wurde sie wieder von einer Biene gestochen, diesmal in die Nase. Wieder nichts. Ich war zwar beide Male dabei, aber ich denke, sie wird jetzt mit 12 Jahren, und weil sie die 5 biologischen Naturgesetze inzwischen recht gut versteht, auch keinen Konflikt mehr erleiden wenn sie von einer Biene gestochen wird und die Mama nicht in der Nähe ist."[63]

Zu anaphylaktischen Reaktionen kommt es im Übrigen hauptsächlich dann, wenn der unmittelbar vorangegangene Insektenstich mit extremer (Todes-) Angst verbunden war.

Ein Imker wurde bereits viele Male von Bienen gestochen. Eines Tages jedoch flog ihm eine unter seinen Bienenhut. Er reagierte daraufhin mit extremer Panik, ja sogar Todesangst, da er annahm, die Biene könnte sich in Mund oder Nase verirren und dort zustechen. Als er dann an der Wange gestochen wurde und den Hut endlich herunterbekommen hatte, hatte er lediglich eine Hautirritation in Verbindung mit einer leichten Schwellung. Beim nächsten Stich, einige Zeit später, schwollen ihm allerdings Teile seines Körpers an und er konnte kaum mehr atmen. Die ärztliche Diagnose: Anaphylaxie. Er wurde mit einem Notfallset ausgestattet. Die naturbiologische Desensibilisierung war, dass er angewiesen wurde eine Biene solange zu provozieren, bis sie ihn stechen würde. Nur um zu sehen, dass nichts passiert, er also nicht anaphylaktisch reagieren würde, da er ja auch zuvor bereits mehrmals gestochen wurde und auch damals nie etwas Derartiges geschehen war. Natürlich hatte der Imker beim „provozierten Stich" zur Sicherheit das Notfallset parat, jedoch wurde dieses von ihm diesmal gar nicht mehr benötigt.

7. Allergien genauer betrachtet

In der Schulmedizin werden verschiedene Symptome zu einem Syndrom zusammengefasst und dem ganzen wird anschließend eine eigene Krankheitsbezeichnung verliehen. Hat man beispielsweise eine laufende Nase und muss dazu noch niesen und sich öfter mal die Nase putzen wird Schnupfen diagnostiziert. Kommen dann noch Halsschmerzen, Husten, Fieber und andere Symptome hinzu hat man entweder eine Erkältung oder gar eine echte Grippe, sprich Influenza.

In Kenntnis der 5 biologischen Naturgesetze gibt es keine Symptomsammlungen, die anschließend eine bestimmte Krankheit ergeben. Hier wird genauestens differenziert.

Was genau, hat man seit wann genau, wie genau und wo genau.

Die Herleitung ist relativ einfach, wenn man sich überlegt, was genau die Aufgabe des betroffenen Organs oder Körperteils ist. Was genau tut man damit?

Mit der Nase beispielsweise riecht man. Also kann es sich nur darum handeln, dass man etwas riechen oder eben nicht riechen wollte oder konnte.

Was hingegen ist die Aufgabe des Mund-, Hals-, Rachenbereiches? Man nimmt Nahrung auf und schluckt sie herunter oder spuckt diese aus, weil sie ungenießbar ist.

Wenn demnach diese beiden Organe ganz verschiedene Aufgaben haben, wie lassen sie sich dann zu einem einzigen Krankheitsbild zusammenfassen?

Jedem Arzt ist bewusst, dass ein gebrochenes Bein und Kurzsichtigkeit diagnostisch nicht zusammengehören. Es wird in diesem Fall hinterfragt werden, was die genaue Ursache des Beinbruchs ist und dann wird man sich separiert der Kurzsichtigkeit annehmen. Und das ist der springende Punkt, denn trotz alledem kann das eine das andere ergeben und gehört trotzdem nicht zusammen. Ist man aufgrund der Kurzsichtigkeit über etwas gestolpert, ist hingefallen und hat sich dabei das Bein gebrochen, dann ist zwar die Kausalität gegeben, man wird daraus allerdings nicht das Syndrom des „Sehbeinbruchs“ konstruieren. Warum wird dies bei sogenannten Viruserkrankungen nicht ebenso gehandhabt? Vielleicht würde auf diese

Weise die Viren- und Ansteckungsthese endlich mal hinterfragt werden.

In diesem Wissen kann es auch keine Allergien im Sinne der Schulmedizin geben, sondern immer nur ganz spezifische organische Reaktionen auf bestimmte (konfliktive) ursächliche Umstände.

Offensichtlich reagiert der Mensch daher auch nicht in erster Linie auf bestimmte Stoffe und Mittel allergisch, sondern auf konfliktive Situationen und Konflikte mit Personen und erst in zweiter Linie auf damit in Verbindung stehende Begleitumstände!

Ungeachtet dessen werden im Folgenden die Abhandlungen der einzelnen Allergietypen auf die schulmedizinischen Ausdrücke abgestimmt, da dies einen besseren Überblick und dadurch ein besseres Verständnis bietet. Überdies werden dabei auch die divergierenden Sichtweisen zwischen Schulmedizin und den 5 biologischen Naturgesetzen aufgezeigt.

Auffällig ist in jedem Fall, dass sich die Allergien im schulmedizinischen Kontext in ihren Symptomen weitgehend überschneiden. Alleine die Auslöser unterscheiden sich. Einmal sind es Tierhaare, ein andermal sind es Pollen, dann wieder Hausstaubmilben oder auch Gluten und Laktose, die für die Allergie verantwortlich zeichnen sollen.

Einzig die Sonnenallergie hat einen Sonderstatus, da diese mit einer klassischen Allergie im Allgemeinen wenig zu tun hat, da hierbei der Schutzmechanismus der Haut beeinträchtigt ist und sich nicht mehr vor der übermäßigen Sonneneinstrahlung schützen kann. In der Folge entstehen Hautveränderungen und eventuell Bläschenbildungen und Juckreiz. [64]

Während eine Gruppe von Wissenschaftlern trotzdem die Ansicht vertritt, dass durch die Einwirkung der Sonnenstrahlen Allergene im Körper gebildet werden, da die auftretenden Symptome mit jenen einer herkömmlichen Allergie vergleichbar sind, vertritt eine andere wissenschaftliche Gruppierung die These, dass die Ursache einer Sonnenallergie „freie Radikale" sind. Dabei handelt es sich um instabile Sauerstoffverbindungen, welche mitunter chemische Verbindungen mit anderen Stoffen eingehen, wodurch

Hautzellen geschädigt werden. Durch die Aktivierung des Immunsystems kommt es schlussendlich zu den Symptomen der Sonnenallergie.

Bisher gilt allerdings keine der beiden Theorien als gesichert. [65]

Obwohl sich also die Wissenschaftler nicht einig sind wodurch eine Sonnenallergie entsteht, wird offensichtlich eines nicht in Abrede gestellt:

„Eine Sonnenallergie ist leider nicht heilbar.“ [66]

Anmerkung:

Da es sich bei Allergien immer um ganz spezifische, dramatische und auch persönliche Situationen von Patienten handelt, lassen sich diese niemals generalisieren und auf jeden Fall gleichermaßen anwenden. Es bedarf daher immer einer gehörigen Portion Fingerspitzengefühl und mitunter akribischer, detektivischer Feinarbeit um den Ur-Konflikt und damit den Ur-Auslöser für allergische Reaktionen zu entschlüsseln.

Aus diesem Grund können die hier angeführten Beispiele auch stets nur ein grober Anhaltspunkt ohne Anspruch auf Vollständigkeit sein und sollen daher in erster Linie einem besseren Verständnis im Umgang mit Allergien dienen und auch dazu anregen eigene Situationen zu überprüfen.

Überdies sollen die angeführten Beispiele aufzeigen, dass es, im Wissen der 5 biologischen Naturgesetze, ganz einfach unmöglich ist Allergien per Krankenschein, E-Card oder eGK (elektronischer Gesundheitskarte) abzuhandeln oder gar zu heilen.

7.1. Grippe vs. Erkältung

Grippe		**Erkältung**	
Symptome	Auftreten	Symptome	Auftreten
Fieber mit 38 bis 40° C	fast immer	Fieber >37,5° C	sehr selten
Husten	fast immer	Husten	häufig
Kopfschmerzen	sehr häufig	Kopfschmerzen	häufig
schweres Krankheitsgefühl	sehr häufig	schweres Krankheitsgefühl	eher selten
Muskel und Glieder-schmerzen	häufig	Muskelschmerzen	selten
Halsschmerzen	häufig	Halsschmerzen	eher häufig
Schnupfen	eher selten	Rinnende Nase	sehr häufig
Fröstel und Schüttelfrost	sehr häufig	Fröstel und Schüttelfrost	eher selten

Abb. 10.: Schulmedizinische Symptomliste [67]

„Während die Grippe durch verschiedene Typen von Influenzaviren ausgelöst wird, handelt es sich bei Erregern der Erkältung (grippaler Infekt) um Rhino-, Adeno-, Parainfluenza- und RS-Viren. Beide Erkrankungen werden durch die Tröpfcheninfektion (Sprechen, Niesen oder Husten), seltener durch die Schmierinfektionen (z. B. beim Händeschütteln, über Türgriffe oder Haltegriffe in öffentlichen Verkehrsmitteln) übertragen. Grippe und grippaler Infekt treten vor allem in der kalten Jahreszeit auf. Der Zeitraum zwischen der Infektion und dem Beginn beider Erkrankungen (Inkubationszeit) beträgt einige Tage, bei der Grippe kommt es meist früher zum Krankheitsausbruch.“[68]

Wie man sieht wird in der Schulmedizin zwischen Grippe und Erkältung unterschieden. Es handelt sich dabei um eine Sammlung von Symptomen und die Schuld daran sollen ausschließlich **krankmachende** Viren tragen.

Spannend liest sich dazu die Meinung des deutschen Biologen Dr. Lanka:

> *„Es gibt in der gesamten wissenschaftlichen Literatur kein Foto eines als* ***krankmachend*** *behaupteten Virus, das als ein Foto eines isolierten Virus behauptet wird!*
>
> *Auch gibt es kein einziges Foto eines als* ***krankmachend*** *behaupteten Virus, das als ein Foto eines Virus behauptet wird, welches sich im Organismus, im Blut, Speichel oder einer sonstigen Körperflüssigkeit befinden soll.“*[69]

Das heißt, dass **krankmachende** Viren bisher tatsächlich niemals wissenschaftlich nachgewiesen wurden, deren Existenz allerdings trotzdem als gesichert gilt!?

Dr. Lanka dazu:

*„Im Falle `**krankmachender** Viren´ gibt es so einen Beweis nicht!“*[70]

Aber, hat derjenige der behauptet, dass es **krankmachende** Viren gibt nicht auch die Pflicht den wissenschaftlichen Nachweis dafür zu erbringen?

Spektakulärer Viren-Prozess

Dr. Stefan Lanka, der Masern-Viren als Fehldeutung von Zellbestandteilen ansieht, setzte bereits 2011 einen Betrag von € 100.000,00 für denjenigen aus, der ihm die Existenz krankmachender Masern-Viren wissenschaftlich beweisen würde.

Dr. Bardens ein deutscher Arzt legte daraufhin sechs, lediglich über das Internet recherchierte, „wissenschaftliche“ Arbeiten vor, die diesen Beweis erbringen sollten.

Da Dr. Lanka bei diesen wissenschaftlichen Abhandlungen die „Regeln zur Sicherung guter wissenschaftlicher Praxis“ in der seit 17. Juni 1998 geltenden Fassung missachtet sah, verweigerte er selbstverständlich die Auszahlung der € 100.000,00.

Dieser kontroversiellen Auffassung folgte daraufhin eine Gerichtsanrufung seitens Dr. Bardens welche schlussendlich bis in die dritte Instanz vor den deutschen Bundesgerichtshof (BGH) führte.

Ein dazu vom Oberlandesgericht Stuttgart (OLG) bestellter Prozess-Gutachter hat die sechs vorgelegten Studien eingehend untersucht und kam letztendlich zu dem Schluss, dass jede einzelne davon zwar keinen Nachweis für die tatsächliche Existenz von Masern-Viren erbringen würde, aber alle zusammen als solcher gelten könnte (!? – siehe Anmerkung).

Die Klage wurde jedenfalls vom OLG abgewiesen, da der Einzelnachweis für die Realexistenz eben nicht erbracht werden konnte.

Der in letzter Instanz angerufene Bundesgerichtshof hat ein weiteres Verfahren aus rechtlichen Gründen abgelehnt. Damit war das Urteil des OLG rechtskräftig.

Dr. Lanka hat also Recht behalten!

Anmerkung

Schwierig, oder?

Wenn keine dieser sechs Studien im Einzelnen einen Beweis erbringen kann, warum könn(t)en es dann alle sechs zusammen?

Die Milchmädchenrechnung lautet

Wenn einmal Null Null ergibt, wie viel ergibt dann sechsmal Null?

1 x 0 = 0

6 x 0 = ?

Aber was ist dann mit HIV?

In der Neuen Medizin ist dazu folgendes zu lesen:

„HI-Viren selbst werden bei AIDS-Patienten nie gefunden. Da es ja überhaupt keine eigene „AIDS-Symptomatik“ gibt (...). Auch sehr seltsam ist, dass sich „AIDS“ als vermutete „Viruserkrankung“ gänzlich anders verhalten soll als alle anderen „Viruserkrankungen“, denn die gelten ja immer dann als überstanden, wenn der Antikörpertest positiv geworden ist.“[71]

Und weiter:

HIV ist das Ergebnis einer bewussten Politik des amerikanischen Zentrums für die Prävention und die Kontrolle von Krankheiten (CDC). Das Jahresbudget dieses Zentrums für die AIDS-Forschung beträgt 2 Milliarden Dollar.

Auf der ganzen Welt gibt es mehr als sechstausend namhafte Ärzte und Wissenschaftler – unter anderem Professor Peter **Duesberg**, der Autor des Buches *„Erfundener* AIDS-*Virus“*, der Nobelpreisträger für Biochemie Kary **Mullis**, sowie Dr. Robert **Willner**, der Autor des Buches *„Deadly Deception*“. Sie alle haben Beweise dafür, dass AIDS keine unheilbare Krankheit ist.

Dr. R. **Willner** hat sich 1993 das Blut einer HIV-positiven Person injiziert und ist nicht erkrankt. Der Wissenschaftler erklärte die Ergebnisse seines Experimentes folgendermaßen: „Ich unternahm diesen Schritt, um die größte tödliche Lüge in der Geschichte der Medizin aufzudecken.“[72]

Gibt es dann überhaupt Viren?

Ja es gibt sie und man staune, sie haben ausnahmslos alle positive Eigenschaften. Wie der Mediziner Dr. Stefan Lanka berichtet, wurden sie bei zwei fadenförmigen Algen aus dem Meer, bei einer einzelligen Grünalge aus dem Süßwasser und bei Bakterien, wo Viren als Phagen bezeichnet werden nachgewiesen. Bei all diesen Viren handelt es sich um Strukturen, welche keinen eigenen lebenserhaltenden Stoffwechsel besitzen. Ihre Besonderheit liegt darin, dass sie von einer Zelle produziert werden, um anderen Zellen Energie- und Bausubstanz zu liefern. Holt man beispielsweise eine Grünalge aus dem Pantoffeltierchen heraus, stirbt die Alge und es bilden sich Viren, um Energie-Substanz (DNS), Bau-Substanz (Eiweiße) und Informationen zu übertragen. Und eben, weil Viren nur aus einer Eiweißkapsel und aus einem Nukleinsäurefaden bestehen, zählen sie streng genommen gar nicht zu den Mikroben. Denn „mikro“ bedeutet im Griechischen klein und „bios“ nichts anderes als Leben.

Offiziell messen Viren nur 20 bis 450 Nanometer (Milliardstel Meter) und sind somit so winzig, dass man sie nur mit einem Elektronenmikroskop sehen kann. So ein Mikroskop wurde aber erst 1931 durch den deutschen Physiker Ernst Kruska (1906-1988) erfunden. Es sollte jedoch noch weitere 40 Jahre dauern, bis das Mikroskop in den Laboren und bei der

Weltgesundheitsorganisation eingesetzt wurde. Alle Virusbehauptungen vor dieser Zeit sind schlichtweg erfunden, weil der Direktnachweis einfach nicht möglich war.

Achten Sie einmal auf die Sprache bei den Vertretern der Schulmedizin:

„Das Virus XY **gilt** als nachgewiesen."

„Es ist **allgemein anerkannt**, dass... ."

„**Die herrschende Meinung geht davon aus,** dass ... ."[73]

Ein wissenschaftlicher Beweis müsste demnach folgendermaßen lauten:

„Das Virus XY ist nachgewiesen!"

Und das ohne Punkt und Beistrich und ohne Wenn und Aber!

Dr. Lanka über Wissenschaft, Wissenschaftler und Viren:

„Wissenschaftler müssen zweifeln. Sie müssen sogar alles anzweifeln. Besonders das, was sie lieb haben, nämlich ihre eigenen Entdeckungen und Vorstellungen. Diese Grundregel wissenschaftlichen Arbeitens dient dem Zweck, Fehlentwicklungen zu vermeiden und bestehende aufzudecken. Auch darf jeder zweifeln dürfen, sonst würde ja eine Diktatur herrschen. Zudem ist Wissenschaft nicht auf einige Institutionen und Spezialisten beschränkt. Wissenschaft kann und darf jeder betreiben, der über das notwendige Wissen und die angemessenen Methoden verfügt.

Wissenschaft ist nur dann Wissenschaft, wenn die Aussagen überprüfbar und nachvollziehbar sind und Vorhersagen erlauben. Wissenschaft bedarf der Kontrolle von außen da, wie wir sehen werden, sich ein Teil der medizinischen Wissenschaften unbemerkt schon lange von der Realität entfernt hat. Wer die Biologie kennt, die Entstehung des Lebens, Aufbau und Funktion der Gewebe, des Körpers und des Gehirns, wird automatisch die Behauptungen zu Viren anzweifeln.

In der Realität des Körpers und seiner Mechanismen ist kein Platz für die Annahme einer bösartigen Wirkung. Alle Vorgänge, die ablaufen, auch die, die in Krankheiten, Leiden, Schmerzen und Tod münden können, sind vom Ursprung her gesehen sinnvoll. Auch eine andere Herangehensweise an das Phänomen Virus ist möglich und nötig: Wenn man wissenschaftliche Publikationen zu krankmachenden Viren liest, erkennt jeder Laie mit etwas Hintergrundwissen, dass darin kein Virus auftaucht, sondern typische Bestandteile und Eigenschaften von Zellen."[74]

An dieser Stelle auch noch ein Beispiel zu „krankmachenden" Pilzen aus der Sicht von David Münnich

Sandsturmpilze

„Zuletzt gehört: ein riesiger Sandsturm fegt durch den US-Staat Arizona. Die hundert Meter hohe Sandlawine soll Pilze enthalten, die die Lunge befallen.

Wie kommt solch ein Schluss zustande?

Gemäß den fünf biologischen Naturgesetzen sind Pilzprozesse in der Lunge entweder die Lösungsphase der Becherzellen oder der Alveolen. Das Programm der Becherzellen wird notwendig, wenn man in Erstickungsangst ist, bzw. wenn Fremdkörper in der Lunge sind. Das Programm der Alveolen wird im sog. Todesangstkonflikt notwendig. Ich bezweifele mal, dass Menschen ernsthaft in Todespanik geraten, wenn sie von einem Sandsturm überrannt werden, es ist jedoch durchaus möglich. Doch die Erstickungsangst ist natürlich für fast jeden in dem Moment präsent. Man muss schon ganz genau aufpassen, dass man keinen Sand einatmet. Und wenn man es tut, wird das Programm der Becherzellen aktiv. In der aktiven Phase sehen wir hier eine erhöhte Sekretion und Zellwachstum. Das Sekret dient dabei Fremdkörper hinaus zu befördern. In der Konfliktlösungsphase werden die Zellen wieder abgebaut, und zwar von Pilzen. Durch den einhergehenden Husten und andere einschränkende Atemprobleme geht der Normalbürger nun zum Arzt. Dieser findet dann die Pilze in der Lunge. Und dieses Symptom tritt dann gleichzeitig bei riesen Mengenmenschen auf. Logischer Schluss auf der Scheibenerde: die Pilze sind Bestandteil der Sandlawinen."[75]

Infektionen

Wenn es aber nun, wie bereits erwähnt, gar keine **krankmachenden** Viren gibt und Bakterien und Pilze allesamt positive Eigenschaften haben, wie kommt es dann zu Infektionen?

Diese Frage kann vermutlich ebenfalls kein einziger Wissenschaftler beantworten ohne sich in Theorien zu verlieren.

Bereits im Jahre 2013 wurde via Nachrichtenagentur „Extremnews“ folgendes berichtet

„Sensation: Europas führende Infektologen bringen die Infektionstheorie zu Fall“

Am 14. Mai 2013, dem 217sten Jahrestag der ersten Impfung durch Edward Jenner, veröffentlichen die führenden europäischen Anhänger der Infektionstheorie ihre Ergebnisse jahrelanger Untersuchungen. Sie stellten fest, dass alle Arten von „Krankheits-Erregern“, nach denen sie in kranken Kindern suchten, immer auch in gleicher Zahl und Art in gesunden Kindern vorhanden sind.

Dabei versuchten die Forscher um den führenden „Vogel- und Schweinegrippe-Virologen“ Albert D.M.E. Osterhaus zuerst das „heimtückischste“ aller Bakterien, Mycoplasma Pneumoniae, in kranken Kindern nachzuweisen. Dieses Bakterium kommt wie alle Bakterien überall vor, wird in der Öffentlichkeit aber immer noch als supergefährlich ausgegeben, da es sehr klein ist und keine Zellwand hat.

So wird behauptet, dass Mycoplasma Pneumoniae lebensgefährliche Lungen- und Hirnhaut-Entzündungen verursacht, Nerven, Gehirn, Ohren, Herz und Blut angreift etc., obwohl es wie überall in der Infektionstheorie nie wissenschaftliche Beweise hierfür gab. Wird es in kranken Kindern „nachgewiesen“, werden ganze Einrichtungen geschlossen und alle Menschen, die mit dem Kind Kontakt hatten, mit gefährlichen Chemo-Antibiotika zwangsbehandelt.

Die Wissenschaftler wollten zu Beginn ihrer Studie beweisen, dass die Anwesenheit von diesem Bakterium andere Infektionskrankheiten verschlimmert und erschwert.

Nun geschah aber das Wunder

Zum ersten Mal in der Geschichte der Infektionstheorie veröffentlichten die Forscher ihre Kontrollexperimente. Sie stellten fest, dass wenn sie in gesunden Kindern auf die gleiche Art und Weise wie in kranken Kindern nach diesem Bakterium suchten, es auch überall in gesunden Kindern gefunden haben. Mehr noch, sie erweiterten ihre Suche auf andere „Erreger“ und haben auch hier das Gleiche festgestellt: Alles wonach sie als „Krankheitsverursacher“ suchten, fanden sie auch in Gesunden.“[76]

Virusinfekt, starke Erkältung, Bronchitis, Husten, Stirnhöhlenentzündung, Grippe

(Erfahrungsbericht von I.M.)

Vorgeschichte

Am Dienstag, 28.01.2014 war die Klientin in den Thermen, als nachmittags die ersten Symptome in Form von Husten und schmerzhaften Bronchien begannen. Die nächsten Tage wurde er sehr schlimm, mit fast schlaflosen durchhusteten Nächten. Auch die Stirnhöhlen begannen zunehmend zuzuschwellen, sodass Kopfschmerzen hinzu kamen und sie nicht mehr durch die Nase atmen konnte - und gleichzeitig das atmen durch den Mund in den Bronchien schmerzte. Sie hatte ebenfalls leichtes Fieber.

Verlauf

Der Hausarzt diagnostizierte **„irgendeinen Virusinfekt“** in den Bronchien und verschrieb ein Antibiotikum(?). Da sie im fünften Monat schwanger war, wollte sie dies allerdings vermeiden und blieb bei Nasenspray, Wärmelampe, Kühlen und Tees. Die Symptome waren für sie auch aufgrund der eindeutigen neumedizinischen Analyse besser zu ertragen, da aufgrund des klaren Verlaufs des Sonderprogramms und aufgrund der Kenntnis des zweiten Naturgesetzes eine Symptomdauer von 16 Tagen vorhersagbar war (s.u.). Vom Arzt wurde sie aufgrund der starken Symptomatik für 2 Wochen krankgeschrieben.

Analyse nach den 5 biologischen Naturgesetzen

Am 26.12.2013 war sie zusammen mit ihrem Mann auf der Rückfahrt von der Familien-Weihnachtsfeier, als sie - auf dem Beifahrersitz sitzend - von rechts ein Auto in viel zu schnellem Tempo die Auffahrt der Autobahn auf sie zukommen sah. Sie rief noch „Achtung“, es war aber zu spät zum Ausweichen und er knallte ihnen schräg hinten rein (DHS). Sie konnte die Gefahr von der Empfindung her also nicht rechtzeitig wittern, um sie zu vermeiden - was in ihrem Fall organisch die linke, entodermale Stirnhöhlen-Schleimhaut betraf. Gleichzeitig war sie in Schreckstarre (Empfindung des angegriffen Werdens) und hat einen Revierangst/Schreckangst-Konflikt erlitten, die ektodermale Bronchialschleimhaut betreffend. Beide Gewebe machen in Konfliktaktivität kaum Symptome. Zum Glück war es lediglich ein leichter Aufprall und keiner kam ins Schleudern, sodass niemand körperlich zu Schaden kam. Auch für das Baby im Bauch bestand keine ernsthafte Gefahr. Etwa einen Monat später, nachdem das Auto repariert war und alles wieder seinen normalen Gang nahm, sind sie spät abends am Montag, den 27.01.2014, mal wieder an der Unfallstelle vorbei gefahren – dieses Mal das erste Mal, dass sie es gar nicht mehr bewusst mitgekriegt hat und vorsorglich schon auf die linke Spur gefahren ist, sondern erst nachher gedacht hat: „Ach, hier war ja der Unfall vor einem Monat“. In dem Moment sind die Konflikte in Lösung gegangen. Am nächsten Tag in den Thermen begannen dann die Symptome der Reparaturphase: Die Bronchialschleimhaut schwillt an und ist hypersensibel, was zu einem ständigen Reiz/Schmerz und somit Husten führt. In der PCL-A-Phase ist es ein trockener Husten, in der PCL-B-Phase kommt dann viel Schleim mit heraus. Auch die Schleimhaut der Nasenhöhlen schwillt an, allerdings ohne Sensibilitätsveränderungen. Es kommt zu druckbedingten Schmerzen und Atembeeinträchtigungen. Da die Konfliktaktivität genau 33 Tage lang war, ist die PCL-A-Phase, in der die stärksten Symptome auftreten, etwa 16 Tage lang, wenn medikamentös nicht stark eingegriffen wird. Genau wie berechnet wurden die Symptome ab dem 12.02. dann deutlich besser. Auffallend war auch, dass sie in der folgenden Woche bis zu drei Mal in der Nacht pinkeln musste – ein eindeutiges Symptom der PCL-B-Phase.

7.2. Allergiesymptome

Entgegen der schulmedizinischen Meinung, dass es sich bei Allergien um eine aktive Krankheitsphase handelt, sprechen die 5 biologischen Naturgesetze von einer Lösungsphase. Demnach konnte unmittelbar vor dem Eintreten der „Krankheitssymptome" IMMER ein Konflikt sprich Problem, wenn auch nur kurzzeitig, gelöst werden.

Dabei wird, entgegen der schulmedizinischen Syndromtheorie jedes einzelne Symptom durch die 5bN genauestens differenziert und definiert.

7.3. Symptomdifferenzierung

Zum besseren Verständnis

Die Voraussetzung zur Symptomdifferenzierung wird aus der Natur und im speziellen aus dem Tierreich hergeleitet. Tiere haben Reviere, welche es zu verteidigen gilt. Daher bezeichnet man Probleme, im und rund um das Revier als sogenannte Revierkonflikte.

Wobei der Ausdruck „Revier" beim Menschen weitläufiger zu sehen ist, als das hier lediglich von Wohnung, Haus und Garten gesprochen werden kann. Dieser Begriff umfasst ebenso Gebiete wie den Arbeitsplatz und sogar Partner und Kinder, da diese zumeist ebenfalls als „Revier" angesehen werden.

Das weibliche Empfinden bezieht sich dabei auf das innere Revier. Beim Menschen ist es für gewöhnlich die Frau, die sich um den Haushalt kümmert, im Haus saubermacht, die Wände dekoriert und die Vorhänge drapiert.

Auch der Konflikt der Identität ist ein weiblicher.

Hier stellen sich Fragen wie:

„Wer bin ich?"

„Zu wem gehöre ich?"

„Wo gehöre ich hin?"

Ein weiblicher Aspekt ist überdies die „Schreckangst", welche dann auftritt, wenn jemand bereits in ein Revier (z.B. Haus) eingebrochen ist.

Männliche Probleme drehen sich um die Verteidigung der Außengrenzen des Reviers. So hat der Mann „Revierangst“ anstatt Schreckangst. Diese tritt auf, wenn jemand in das Revier einzubrechen droht. Das männliche Empfinden des Identitätskonflikts ist der „Revierärger“. Dieser kommt zu tragen, wenn der Mann Ärger mit Familienmitgliedern, Arbeitskollegen oder auch Nachbarn hat.

Ein einfaches Beispiel:

Steht die Mülltonne vor dem Haus und wird diese vom Nachbarn um ein paar Meter verrückt, geht der Mann zum Angriff über und stellt den Nachbarn zur Rede. Die Frau ist jedoch auf Harmonie bedacht und versucht in diesem Fall zu schlichten.

Weitere Differenzierungen ergeben sich auf Grund der hormonellen Situation und der Händigkeit.

Zur Händigkeit

Weibliche und männliche rechtshändige Personen assoziieren Konflikte (sozialer Natur) welche ihre Mutter, ihr Kind und ihre Wohnsituation betreffen mit ihrer linken Körperseite. Ihre Partner (Vater, Geschwister, Großeltern, Lebenspartner, Freunde, Arbeitskollegen etc.) jedoch mit ihrer rechten Körperseite.

Bei Linkshändern ist dies umgekehrt.

Hat eine Rechtshänderin Halsschmerzen an der linken Seite, kann dies beispielsweise damit zu tun haben, dass ihr die Mutter das Wort verboten hat.

Eine Klientin hat Zwillinge, zwei Mädchen. Wie bei Zwillingen üblich ist die eine rechtshändig, die andere linkshändig. Eines Tages kam eine der Zwillinge mit einem entzündeten Auge nach Hause. Zuerst dachte die Klientin, dass es mit ihr zu tun habe, da sie die Mädchen schon am Vorabend zur Großmutter brachte. Nachdem es allerding das linkshändige Mädchen betraf konnte dies nicht zutreffen, da die Augenentzündung ebenfalls linksseitig war (der Linkshänder assoziiert die Mutter an der rechten Seite). Die Lösung war, dass ihre heißgeliebte Grundschullehrerin einige Tage krank war. Als diese wieder zur Schule kam löste das Mädchen den erlittenen visuellen Trennungskonflikt (sie hatte ihre Lehrerin aus den Augen verloren) und das Auge entzündete sich.

Bemerkt wird, dass die Händigkeit auf das urarchaische Riechen, Sehen und Hören keinen Einfluss hat. Hier kommt das rechts-rein (einen überlebenswichtigen Brocken rein bekommen) und links-raus (einen gefährlichen Brocken erkennen oder loswerden) Prinzip zum Tragen. Beispielsweise muss man mit dem linken Auge den Feind rechtzeitig kommen sehen, während man mit dem rechten, den Fluchtweg im Auge behält.

Die Kinder einer ehemaligen Seminarteilnehmerin wollten unbedingt den Zirkus besuchen, welcher gerade seine Zelte im Ort aufgeschlagen hatte. Alle ihre Klassenkameraden gingen dorthin, also MUSSTEN sie auch hin. Allerdings sagte ihre Mama schon im Vorfeld, dass es sich vermutlich zeitlich nicht ausgehen werde. Nachdem der Zirkus weitergewandert war, ohne dass sie diesen besucht hatten, gingen beide Mädchen in Lösung und hatten daraufhin eine rechtsseitige Mittelohrentzündung. Sie lagen mit dem rechten Ohr offensichtlich auf der Lauer nach dem „überlebenswichtigen" Okay(-Brocken) durch ihre Mama (rechts-rein Prinzip). Die Konfliktlösung trat demnach ein, als sie - wenn auch nur unbewusst - wahrnehmen konnten, dass die Konfliktsituation nicht mehr besteht, da sich der Zirkus nicht mehr im Ort befand.

Wie komplex sich die Symptomdifferenzierung gestaltet zeigt sich beispielsweise auch darin, dass es zumindest 7 verschiedene Arten des Hustens zu unterscheiden gilt, da dieser mit der Aktivierung oder Lösung von Programmen

1. der Lungenalveolen (Lungenbläschen)
2. der Bronchialschleimhaut,
3. der Becherzellen der Bronchien,
4. der Kehlkopfschleimhaut,
5. des linken Myokards (Herzmuskel),
6. der Pleura (Lungenfell) oder
7. mit dem Aushusten von Fremdkörpern

zu tun haben kann.[77]

Im Zuge der Symptomdifferenzierung ist auch stets auf Generalisierungen durch den Patienten zu achten. Meist werden hier allgemeine Aussagen wie: „Das habe ich immer!“ und „Das habe ich überall!“, getroffen.

Deshalb ist die Eingrenzung „Was hast du wann genau, wo genau, wie genau und wie oft genau?“, besonders wichtig.

Beispiel

Die Abbauprozesse im Althirn (Stammhirn) – z.B. des Lebergrundgewebes - werden oftmals von Nachtschweiß begleitet. Dieser wird vom Patienten dann meist als ganzkörperlich beschrieben. „Ich schwitze am ganzen Körper!“ Tatsächlich lässt sich die Schweißbildung aber ganz genau auf den Bereich über der Leber eingrenzen.

7.3.1. ***Schnupfen***

Schnupfen = Lösung eines Witterungs- oder Stinkekonflikts

Dr. Hamer führt dazu folgendes aus

Die Nase als unser Riechorgan gehört mit zu den empfindlichsten Organen. Sie vereinigt die Funktionen der Atemwege, das heißt sie filtert, wärmt, säubert und feuchtet an, zum Schutz der tieferen Luftwege. Gänge und Löcher verbinden die Nase mit vier Nebenhöhlen, die paarig und symmetrisch angelegt sind: Stirn, Kiefer, Siebbein und Keilbein. Die Nase reicht bis zum Labyrinth des Siebbeins, dem sog. I. Hirnnerv (olfactoria), dessen Riech- oder Nervenfaden sich über Mitte und obere Partie der Nasenschleimhaut verteilen. Sie münden unmittelbar in den Riechhöcker der basalen Großhirnrinde (äußeres Keimblatt) ein.

So finden wir hier das typische Großhirn-Plattenepithel, das auch in der Schleimhaut des Nasen-Rachenraumes zu finden ist.

Alle Plattenepithelhäute und -schleimhäute entwickeln in der konfliktaktiven Phase Ulcera, also Gewebeschwund. In der konfliktgelösten Phase wird dieser Gewebeschwund, dieses Ulcus, wieder mit neuen Zellen aufgebaut, was unter einer starken Schwellung vor sich geht. Früher war dies nicht bekannt und daher wurde diese Neubildung der Zellen, die das Ulcus wieder auffüllen sollen, für zum Teil sehr bösartige Tumoren gehalten.

Das **Nasenschleimhaut-Ulcus** beispielsweise hat konfliktiv immer etwas mit dem Inneren der **Nase** zu tun und entspricht einem sogenannten „Stinke-Konflikt“.

Beispiel

Amerikanische Forscher spritzten Ratten, deren empfindlichstes Organ ihre Nase ist, ein Jahr lang mehrmals täglich Formaldehyd-Lösung in tausendfacher Konzentration in die Nase. Diese Lösung wird für gewöhnlich zur Desinfektion verwendet und darum machen die Tiere schon alleine aus diesem Grund für gewöhnlich einen großen Bogen um dieses Mittel. Einige der armen, derart auf das Fürchterlichste gequälten Tiere erlitten bei dieser Prozedur ein DHS und entwickelten einen sogenannten **Nasenschleimhautkrebs**.

Fazit der Forscher: Formaldehyd ist karzinogen - macht also Krebs.

Jeder Mensch hätte bei der gleichen Versuchsanordnung mit jedem beliebigen konzentrierten Stinkmittel ebenfalls mit allergrößter Wahrscheinlichkeit auch ein Nasen-Ulcera erlitten. Die Heilung dieser Ulcera wurde dann als Karzinom „gefeiert“! Das Besondere aber an der Sache ist: Die Tiere haben ebenfalls eine Psyche wie wir Menschen. Das bedeutet aber auch, dass Tierversuche nicht nur unsinnig, sondern ein Verbrechen sind, da man die Ergebnisse ohnehin nicht auf den Menschen übertragen kann.

- In der konfliktaktiven Phase bilden sich Ulcera in der Nasenschleimhaut, die aber nicht bluten, sondern nur „krusten“. Je länger der Konflikt dauert, desto größer und tiefer ist auch das Ulcus.

- In der PCL-Phase (Regenerationsphase) werden die Ulcera mit neuen Zellen wieder aufgefüllt, was mit starker Schleimhautschwellung einhergeht, das wir **Schnupfen** (**Rhinitis**) oder auch „**allergischer Schnupfen**“ nennen. Es können gelegentlich auch Blutungen und Jucken (Pruritus) auftreten.

Auch die **Nasennebenhöhlen-Schleimhaut** macht Ulcera in der konflikt-aktiven Phase. Hier liegt ebenfalls ein Stinke-Konflikt zu Grunde: „Mir stinkt die ganze Sache“ - auch im übertragenen Sinne.

- In der konflikt-aktiven Phase entstehen Ulcera in den Nasennebenhöhlen, die praktisch keine Beschwerden machen.

- Erst in der Regenerationsphase nach Lösung des Konfliktes, schwillt die Schleimhaut im Bereich des Ulcus stark an - mit Absonderung seröser Flüssigkeit (**laufende Nase**). Am Ende der Regenerationsphase sind die Ulcera wieder mit neuen Zellen aufgefüllt. Der **eitrige Schnupfen** entsteht, wenn interstinale (innere) bakterielle Schleimhautanteile mitbetroffen sind, die auch in den Nasennebenhöhlen gelegentlich gefunden werden.

Die sogenannten Stinkekonflikte sind einer der häufigsten Konflikte oder Rezidive, die wir im Laufe unseres Lebens erleiden. Jedes Konfliktrezidiv kommt aber nicht etwa schleichend, sondern nur mit erneutem **DHS**. Wir nennen es auch „Schiene“.

Schienen sind zusätzliche Konfliktaspekte oder zusätzliche Wahrnehmungen im Augenblick des **DHS**. Kommt der Patient später auf eine solche Schiene, dann kann daraus ein Rezidiv des Gesamtkonflikts resultieren.

Selbstverständlich benötigt das Rezidiv-**DHS**, das uns wieder auf die Konfliktschiene setzt, längst nicht die emotionale Stärke wie beim ersten Mal. Man könnte es auch eine „kräftige Erinnerung“ nennen. Die Schienen, oftmals sind es sogar mehrere, sind also nichts Schlechtes, keine ständige Pannen der Natur, sondern normalerweise in freier Natur, z.B. für das Tier, geradezu lebenswichtige Erinnerungsauffrischungen: „ Vorsicht, bei so etwas war doch damals ein **DHS** passiert, sieh Dich vor, dass Du nicht wieder auf dem falschen Fuß erwischt wirst.“

Wir nennen solche Schienen auch **Allergien**.

Wir haben in der **Germanischen Heilkunde®** die Schienen oder **Allergien** noch mehr zu würdigen gelernt, seit wir das 5. Biologische Naturgesetz kennen. Denn auch diese Schienen, die uns bisweilen stören, ärgern oder gar behindern, und die wir deshalb in der Schulmedizin unwissenderweise „therapieren", behandeln, bekämpfen zu müssen glaubten, sind ja im Prinzip Sinnvolle Biologische Warnsignale.

Der **Heuschnupfen** beispielsweise ist eine Entzündung der Nasenschleimhaut, die allergisch (durch Schiene) ausgelöst wird. In der Regenerationsphase kommt es dabei zu einer Schwellung der Nasennebenhöhlen, dem sogenannten Heuschnupfen. Es hatte dem Patienten eine mit Heu zusammenhängende Situation „gestunken".

Während also die großhirngesteuerten Organe in der konfliktaktiven Phase Zellverminderung machen, machen die althirngesteuerten Organe in der konfliktaktiven Phase Zellvermehrung. Dazu gehören auch die **adenoiden Vegetationen des hinteren Rachenraumes** (Pharynx), im Stammhirn gelegen (inneres Keimblatt).

- Hier entsteht in der CA-Phase ein blumenkohlartig wachsendes Adeno-Ca der sekretorischen Qualität, also sogenannte „**Polypen**" des Nasen-Rachenraumes, noch herrührend von den Resten der alten Darmschleimhaut. Der Konflikt beinhaltet (linke Seite): „einen Brocken nicht weg zu kriegen" oder (rechte Seite): „einen Brocken nicht zu fassen kriegen". Sie entspringen meistens als gestielte, sulzige Wucherungen im oberen Pharynx und wachsen zur **Nase** herunter.
- In der Regenerationsphase erfolgt meist eine stinkende Verkäsung der **Polypen** durch Pilze (Mykosen) oder Pilzbakterien (Mykobakterien) = **Polypen-Tbc**.

Außerdem kennen wir noch eine **Verminderung der Riechfähigkeit**.

Hierbei handelt es sich um ein sogenanntes Krebsäquivalent (äußeres Keimblatt), also eine Funktionseinstellung bzw. Funktionsverminderung, jedoch ohne Zelleinschmelzung oder Zellvermehrung. Dies beinhaltet einen Konflikt, etwas nicht riechen zu wollen „dieser Geruch oder Gestank ist mir zuwider", „...das darf doch wohl nicht wahr sein". Dabei verändern sich die Fila olfactoria, die ein Teil des Gehirns sind, makroskopisch nicht. Sie reduzieren „nur“ mit zunehmender Dauer des Konfliktes ihre Funktion mehr und mehr, und zwar betreffend der Wahrnehmung eines bestimmten Geruchs (**Anosmie**).

- Das ist auch der Biologische Sinn, der hier in der CA-Phase liegt, d.h. der unerträgliche Geruch wird einfach „abgestellt“, ausgeblendet.
- In der Heilungsphase - ähnlich wie beim Hörsturz - erleiden die Patienten einen **Riechsturz**, d.h. sie können auf der betroffenen Seite (rechts oder links) überhaupt nichts mehr riechen, denn in dieser Phase wird in die Fila olfactoria Oedem und Glia eingelagert. Dadurch tritt quasi eine Verengung, eine Verstopfung ein. Nach Abschluss der Heilungsphase kommt aber das Riechvermögen zum größten Teil wieder zurück.[78]

Im Wesentlichen gibt es also zwei Arten von Schnupfen, den althirn- und den neuhirngesteuerten.

Das Gehirn wird demnach in zwei Haupthirne unterteilt. Das Althirn und das Neuhirn.

Beim Althirn geht es um urarchaische, essentielle Dinge wie Nahrung und Fortpflanzung, also im Wesentlichen um das Überleben schlechthin. Man muss etwas unbedingt haben, um das Überleben bzw. die Arterhaltung seiner Spezies zu gewährleisten. In der heutigen Zeit sind dies allerdings auch Themen wie Geld, Häuser und Autos. Also durchaus auch repräsentative Dinge, die man aus Prestigegründen haben MUSS. Der urarchaische Aspekt ist allerdings das Riechen (Wittern) von Beute und Feinden.

Also den **Überlebensbrocken oder einen gefährlichen Brocken** riechen müssen um Gefahren zu vermeiden.

Beim Neuhirn sind die Themeninhalte sozialer Natur. Es dreht sich folglich alles darum, was die Etikette erlaubt oder verbietet. Hier geht es darum Dinge auf sozialer Ebene zu riechen (wittern). Beispielsweise um Personen die wir finden wollen oder Gerüche bzw. Situationen die es zu vermeiden gilt, demnach solche die einem vereinfacht erklärt stinken.

„Das stinkt mir!“

Hier geht es um den **sozialen Brocken**.

Konfliktinhalt:

Jemanden oder etwas riechen oder nicht **riechen dürfen oder können** (soziale Ebene) oder etwas **riechen müssen oder nicht riechen wollen** (archaische Ebene) um das Überleben oder die Fortpflanzung zu sichern.

Respektive eine Situation oder Sache die einem extrem „stinkt".

Aktivierung:

In der aktiven Phase des Riechens (Witterns) ist die Nasenschleimhaut trocken und hyposensibel (unempfindlich). Der Geruchssinn hingegen wird geschärft.

Lösung:

In der gelösten Phase schwillt die Nasenschleimhaut an und die Nase ist verstopft, die Empfindlichkeit kehrt zurück. Im weiteren Verlauf kommt es zu Niesattacken und die Nase läuft. War die Aktivierung archaischer Natur, dann ist der Ausfluss mitunter gelblich eitrig.

Biologischer Sinn:

Durch einen verbesserten Geruchssinn kann die Witterung optimal aufgenommen werden.

Mythos Ansteckung

Wenn man also, wie bereits zuvor erwähnt davon ausgeht, dass es keine **krankmachenden** Viren gibt respektive diese noch niemals wissenschaftlich nachgewiesen wurden, wie kommt es dann zu Schnupfen, Grippe und grippalen Infekten?

Wie funktioniert also „Ansteckung"?

Ganz einfach...

Bekommt man die Ansteckungsidee und den Glauben an böse, lauernde oder auch herumfliegende Viren von den Eltern oder Großeltern „vererbt" oder von der Schulmedizin implantiert und lebt in diesem Glauben, wird dies auch tatsächlich zur Realität werden.

Dazu bedarf es allerdings keiner Viren!

Hier ist alleine die eingepflanzte Idee einer Ansteckungs**gefahr** der Auslöser für die Reaktion!

„Huch, die Bazillenschleuder ist hier – ich bin in größter Gefahr!"

Merken Sie etwas? Gerade eben hat wieder der „Blitz" eingeschlagen! Man hat sich soeben vor den bösen, bösen Viren dermaßen erschreckt, dass man kurzfristig die vererbten bzw. implantierten Programme aktiviert hat. Der Schnupfen oder auch die Grippe sind dann lediglich die Lösungsphase des „Stinkekonfliktes" den man kurzzeitig durchlaufen hat.

Hat man also die Ansteckungs- und Virentheorie überprüft, kann man diese getrost ins Reich der Mythen, Sagen und Legenden einordnen!

Mythos Verkühlung

Ein ebensolcher Mythos ist die Idee, dass man sich durch Zugluft und Klimaanlagen „verkühlen" kann.

Auch hier ist lediglich die implantierte Idee, dies könnte so sein, der Auslöser dafür, dass es schlussendlich zu den „Krankheits"-Symptomen (= Lösungsphase) kommt.

Oder wie ist es sonst zu erklären, dass tibetische Mönche, welche das sogenannte Tummo-Yoga praktizieren in der Lage sind ihre Körperkerntemperatur dermaßen zu erhöhen, dass sie sogar bei minus 25° Celsius im Stande sind nasse Tücher an ihren Körpern zu trocknen?

Warum wohl hat sich keiner dieser Mönche je dabei „verkühlt" oder eine schlimme Lungenentzündung geholt?

Anmerkung

Würde es stimmen, dass Zugluft und Kälte tatsächlich Schnupfen, Grippe und sogar Lungenentzündung auslösen könnten, müssten weltweit jährlich tausende Saunabesucher schwer erkranken oder sogar sterben. Diese wechseln speziell im Winter innerhalb von Minuten von ca. 80 - 100 Plusgraden auf bis zu 20 Minusgrade, springen in Becken mit eiskaltem Wasser oder laufen im Anschluss an den Saunagang minutenlang im Freien durch Schnee und Eis.

Natürlich könnte jetzt manch einer sagen: „Die sind ja abgehärtet und haben dadurch ein starkes Immunsystem!“

Aber abgesehen davon, dass die Existenz des Immunsystems ohnehin zweifelhaft ist, hat jeder Saunabesucher irgendwann Mal seinen allerersten Saunagang absolviert. Zu diesem Zeitpunkt hatte er weder gewusst, ob er tatsächlich ein solch starkes Immunsystem besitzen würde, noch war er bereits entsprechend abgehärtet gewesen.

Vielmehr hat ihm die von der Schulmedizin implantierte Idee der Immunsystemstärkung dazu verholfen, dass er nicht „krank“ wurde.

Denn genauso gut wie krankmachende Ideen eingepflanzt werden können, können auch gesundheitsfördernde Implantate gesetzt werden. Am besten greifen diese natürlich, wenn sie direkt von der Schulmedizin kommen.

Dazu liest man beispielsweise

„Regelmäßige Saunabesuche haben eindeutig positive Effekte auf die körperliche Gesundheit. Wer über einen längeren Zeitraum regelmäßig kräftig ins Schwitzen kommt, ist weniger anfällig für Erkältungen.“[79]

Oder

„Der heftige Wechsel zwischen extremer Hitze und Abkühlung **stärkt das Immunsystem** und wirkt sich positiv auf Herz, Gefäße, Atemwege und Stoffwechsel aus. Sogar die Lebenserwartung wird dadurch erhöht, wie aus der Auswertung einer Reihe wissenschaftlicher Untersuchungen hervorgeht. Die Studie der Universität Ostfinnland zeigte, dass regelmäßige Sauna-Besuche einen besonders wirksamen Schutz vor dem plötzlichen Herztod und anderen Herzrisiken bieten.“[80]

Durch solche Berichte herrscht bei Saunabesuchern offensichtlich die uneingeschränkte Meinung, dass saunieren abhärtet und man daher nicht krank werden kann. Im Kontext der 5bN weiß man allerdings, dass hier lediglich (mental) auf „Kälte ist nicht gefährlich“ hintrainiert wird.

Apropos Studien und Statistiken

Jährlich erscheinen tausende von Studien unterschiedlichster Art.

Wie entsteht nun eine solche Studie?

Nehmen wir an ich möchte aufzeigen, dass ein Zusammenhang zwischen dem Risiko an einer Grippe zu erkranken und einer bestimmten Autofarbe besteht, dann befrage ich dazu beispielsweise 1000 grippekranke Probandinnen.

Nehmen wir weiters an diese Umfrage ergibt, dass

400 Frauen ein rotes,

270 ein schwarzes,

230 ein weißes,

und 100 ein grünes Auto fahren.

Nun kann diese Studie auch schon veröffentlicht werden, denn daraus lässt sich jetzt ganz einfach ableiten, dass die Lenkerinnen roter Autos extrem gefährdet sind an Grippe zu erkranken und noch dazu ein 30-Prozent höheres Risiko haben, als die Lenkerinnen grüner Autos.

Es scheint, als würden Impfstatistiken auf eine ähnliche Art erstellt werden. Obwohl Impfhersteller, Impfer und Impfbefürworter jeden Nachweis für die Wirksamkeit von Impfungen schuldig bleiben, wird hier mit jeder Menge an Statistiken aufgewartet.

David Münnich zeigt in seinem Film „Die 5 Biologischen Naturgesetze" auf, dass es speziell bei den Impfstatistiken eine Vielzahl an Möglichkeiten gibt um diese entsprechend zu schönen.

Eine Art der Impfstatistik sieht wie folgt aus.

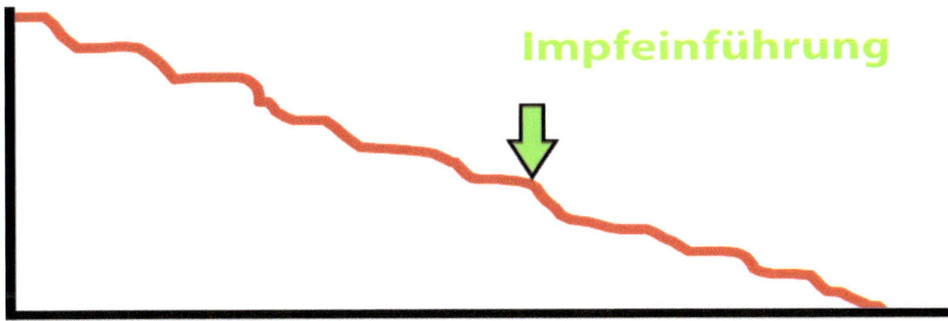

Abb. 11.: Statistik I [81]

Die rote Linie stellt die Anzahl der Toten bei einer speziellen Krankheit dar. Dann wird die Impfung eingeführt. Hier ist klar ersichtlich, dass es keinen kausalen Zusammenhang zwischen der Impfung und dem Rückgang der Todesfälle gibt, da die Todesrate ja bereits zuvor rückläufig war.

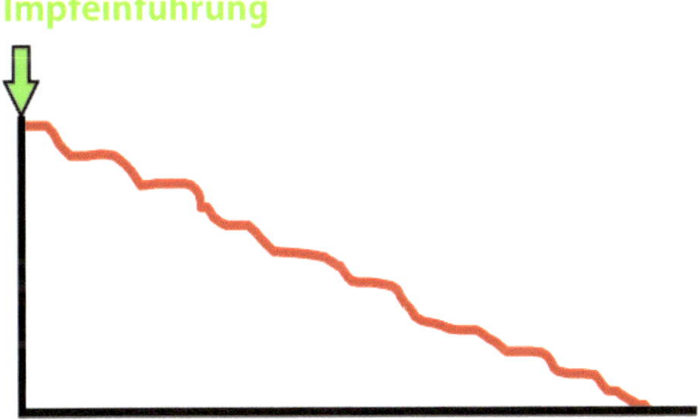

Abb. 12.: Statistik II [82]

Eine andere Art der Statistik ist die oben dargestellte. Hier wird einfach die Zeit vor der Impfeinführung weggelassen. So dass man nicht das sieht, was in der vorigen Graphik deutlich ist, nämlich dass der Rückgang der Todesfälle schon lange vor der Impfeinführung begann.

Die interessanteste Methode bei den Statistiken ist vermutlich folgende...

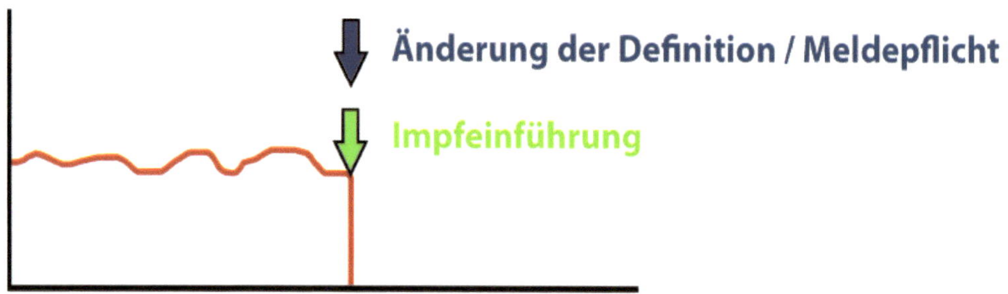

Abb. 13.: Statistik III [83]

Was im ersten Moment nach einer wirksamen Impfung aussieht, lässt sich erst nach längeren Recherchen entlarven.

Dies geschah zum Beispiel im Falle von Polio. Der Trick heißt hier „Änderung der Krankheitsdefinition" oder „Änderung der Meldepflicht". Das heißt, ab der Impfungseinführung gab es auch eine neue Krankheitsdefinition. Die Symptome die vorher als Polio galten, waren jetzt kein Polio mehr sondern Multiple Sklerose und wurden folglich nicht mehr als Polio gemeldet. Daher tauchen sie deshalb auch nicht mehr in der Statistik auf. Alternativ wird auch oftmals einfach die Meldepflicht für eine Krankheit abgeschafft, sodass sie nicht mehr in der Statistik auftaucht oder aber es wird ganz einfach eine andere Krankheit diagnostiziert, da es ja nicht sein kann, dass der Patient die Krankheit hat, gegen die er geimpft ist.

David Münnich führt in seinem Video weiters aus, dass es die tausenden bzw. zigtausenden Grippetoten die es angeblich jährlich geben soll und mit denen immer wieder Angst gemacht wird, gar nicht gibt. Wie diese Zahl trotzdem entsteht, kann man sogar im Robert Koch Institut nachfragen. Es wird hier lediglich die Zahl aller Toten im Sommer mit der Zahl aller Toten im Winter verglichen. Danach nimmt man die Differenz zwischen beiden und das sollen dann die vielen Grippetoten sein.

Allerdings könnte hier schon alleine die höhere Zahl der Autounfälle im Winter eine entsprechend hohe Anzahl an Todesfällen erklären.

Grippewelle

Die Frage die sich als nächstes stellt ist jene, wie es dann zur „Grippewelle“ kommen kann.

Dies geschieht einerseits durch Medienberichte: „Der Virus XY ist im Anflug! In Spanien sind bereits tausende Menschen daran erkrankt!“

Andererseits kann diese durch ein kollektives Thema entstehen.

Beispielsweise kann dabei eine halbe Schulklasse betroffen sein. Meist kommt es 1-2 Wochen nach Schulstart zu solchen Grippewellen, da die Schüler dasselbe Problem haben. Die Ferien waren wunderschön und nun stinkt es ihnen, dass sie wieder in den Schulalltag zurückkehren müssen. Nach ein paar Wochen löst sich dieser „Stinkekonflikt“ wieder und die Schüler reagieren dann mit „Schnupfen“.

Warum aber werden manche nicht „krank“?

Das sind diejenigen, die sich bereits wieder auf die Schule gefreut haben. Auch solche Schüler soll es geben ☺

Überdies werden viele dann auch nur deshalb „krank“, weil kurzfristig die von den (Groß-) Eltern implantierte Ansteckungsidee gegriffen hat, da sie beispielsweise von einem „kranken“ Mitschüler angeniest oder angehustet wurden.

Eine 15-minütige Grippe (Erfahrungsbericht von V.H.)

„Es war die letzte Nacht in der Ferienwohnung. Plötzlich weckte mich der Hund mit einem lauten Wau. Ich denke: „Was will der denn?“ und schlafe direkt weiter. Nächstes Wau. „Was kann der denn nur wollen??“ Drittes Wau. Es wird mir klar, dass ich aufstehen muss. Der Hund kommt mir im Flur überglücklich springend und wedelnd entgegen, rennt dann zur Wohnungstür. Der Fall ist klar: Er muss dringend raus. Es ist 4 Uhr.

Die ganze Situation ist ungewöhnlich: Normalerweise muss der Hund nicht nachts raus. Normalerweise bellt er nicht, wenn er mal müsste und zeigt es auch nicht so deutlich. Er kann ewig aushalten, wenn man ihn nicht auffordert rauszugehen.

Ich habe Angst, er könnte die fremde Wohnung beschmutzen, und beeile mich: Rock und Jacke übers Nachthemd, mit nackten Füßen in die Schuhe geschlüpft, Halsband und Schlüssel in die Hand – und bloß schnell die Treppe runter. Draußen haut der Hund im Dunkeln ab und kommt erst nach langen 2 Minuten wieder. Nun gehe ich noch spazieren, er setzt einen Haufen ab und pinkelt etliche Male. Nach 15 Minuten bin ich mir sicher, dass es dem Hund wieder gut geht.

Als ich die Treppe hochgehe, verspüre ich **linksseitig Halsschmerzen**. Aha, der (Kot-) Brocken, den ich nicht (in der Wohnung) haben wollte. Die **Halsschmerzen** sind nach ca. 10 Minuten wieder vorbei.

Durch die Bewegung ist mir warm, aber die Haut ist komplett kalt, als ich wieder ins Bett gehe. Nun fange ich an zu **husten.** Zum Glück ist es mir sofort klar, daß es sich um einen Schreckangstkonflikt gehandelt hat und dass der **Husten** höchsten 15 Minuten dauern wird. Es kam plötzlich und unerwartet, ich war ganz allein vor dem Problem (der Rest der Familie schlief), und ich hatte große Angst, dass der Hund die Wohnung beschmutzen könnte. Konfliktaktiv war ich nur, solange der Hund nicht draußen war, also max. 2 Minuten, eventuell muss man noch die 2 Minuten dazu rechnen, die er verschwunden war. Danach war eine viertel Stunde vergangen. Also dauerte der **Husten** auch eine viertel Stunde. Und zwar habe ich eine viertel Stunde am Stück gehustet. Nicht nur so ein Kitzeln; es löste sich sogar was, und zum Schluss war es überwiegend nur noch ein Räuspern. Ein **Husten** im Zeitraffer gewissermaßen. Faszinierend.

Zusätzlich bekam ich, nachdem ich 5 Minuten wieder im Bett war, einen Schnupfen – für fünf Minuten war mein rechtes Nasenloch total zu. Hatte ich denn einen Stinkekonflikt? Nein halt, es geht um Witterung. Und ich weiß genau, wie ich die Wohnung bei der Rückkehr noch mal ganz gründlich abgeschnuppert habe, ob da nicht doch schon was gelandet war. Das hatte ich mir auf dem Spaziergang schon vorgenommen. Ich wollte etwas wittern – also rechts.

Wie wäre ich früher mit der Geschichte umgegangen, als ich die **Neue Medizin** (5bN) noch nicht kannte? Ich hätte einen riesen (!) Schreckangstkonflikt bekommen, dass ich mir schon wieder eine Erkältung eingefangen habe, denn ich war leicht bekleidet eine viertel Stunde bei Temperaturen um den Nullpunkt draußen gewesen – und dieser **Husten** hätte, wie früher üblich, wochen- oder monatelang gedauert! Das ganze hätte mir echt gestunken – und der Schnupfen wäre dann auch entsprechend ausgefallen. Natürlich ist die Erkältung auch ein Brocken, den ich nicht will, also **Halsschmerzen** inklusive.

Da ich in diesem Frühjahr schon zweimal unter dreiwöchigem, schwerem **Husten** zu leiden hatte (Konflikte gefunden!), wäre ein arztgläubiger Patient an meiner Stelle vielleicht ganz besorgt mal zum Arzt gegangen. Der wäre vielleicht auf „Immunschwäche" gekommen. Vielleicht wäre das Ganze ein Jahr später als AIDS-Fall geendet – durch das Bellen eines Hundes.

Es ist so schön zu wissen, warum man „krank" ist. Das erspart viele Folgekonflikte!"[84]

Witterungskonfliktlösung

Mein Vater war nach einem Beinbruch bettlägerig und getraute sich nach der Gipsabnahme, trotz Motivationsversuchen meinerseits, nicht wieder aufzustehen. Daher schlug ich vor, dass wir eine mobile Physiotherapeutin organisieren, die ihm wieder die nötige Sicherheit vermitteln sollte. Dazu musste ich jedoch zuerst einen Überweisungsschein von seiner Hausärztin holen. Meine Tante, die meinen Vater zeitlebens pflegte bat ich, dass sie alles weitere in die Wege leiten möge. Womit ich nicht gerechnet hatte war, dass nichts geschehen würde. Die zeitlich begrenzte Überweisung war inzwischen abgelaufen. Also suchte ich nochmals das Gespräch mit meinem Vater, ob er denn überhaupt Hilfe annehmen wolle. Da ich wusste, dass seine Muskeln mit jedem Tag schwächer werden und es daher immer mühsamer werden würde ihn wieder in die Gänge zu bringen, war es höchste Zeit etwas zu unternehmen. Nach seinem Okay musste ich also erneut zur Hausärztin um einen Überweisungsschein zu holen. Dies war natürlich mit etwas Überwindung verbunden, zumal ich wusste, dass mich die Sprechstundenhilfe wieder etwas schräg ansehen würde. Nachdem ich die Blicke der Vorzimmerdame geduldig über mich ergehen habe lassen, ging ich mit der Überweisung bewaffnet, diesmal selbst zum Physiostützpunkt. Jedoch meinte die diensthabende Therapeutin, dass sie erstens, zunächst mal eine Freigabe durch die Krankenkasse benötigen würde und zweitens sie zum jetzigen Zeitpunkt noch gar nicht wisse, ob sie die Therapie auch wirklich durchführen könne, da sie schon jetzt vollkommen überbucht wäre. Sie sagte, dass sie sich bei meinem Vater bzw.

meiner Tante melden werde. Für mich hieß das also warten und wittern, ob es überhaupt etwas werden würde. Da ich sehr viel im In- und Ausland unterwegs bin und oftmals bis spät abends Seminare und Sitzungen leite, lief natürlich mein Witterungskonflikt munter dahin. Meist erinnerte ich mich erst spätabends daran, bei meinem Vater nachzufragen was Sache ist, also zu einer Zeit, zu der er bereits schlief.

Einen Tag vor Ablauf der Überweisungsscheinfrist hatte ich es endlich geschafft ihn am Nachmittag zu kontaktieren. Als mir mein Vater mitteilte, dass die Physiotherapeutin bereits dreimal bei ihm gewesen war und er bereits wieder einigermaßen selbständig gehen würde, fiel mir der sprichwörtliche Stein vom Herzen. Ich hatte Tränen der Freude in den Augen und atmete hörbar durch.

Unmittelbar nach dem Gespräch konnte ich bereits die ersten Lösungssymptome wahrnehmen. Meine Nasenschleimhaut war, aufgrund der Lösung, geschwollen. Ich bekam nur noch unzureichend Luft. Da ich wusste, was da gerade vor sich ging, waren die Lösungssymptome auch nur von kurzer Dauer.

Schnupfen beim Schifahren

Herbert, ein Teilnehmer eines Vortrages über die 5 biologischen Naturgesetze lauschte gebannt meinen Erklärungen wie es zu Grippe, Verkühlung und Schnupfen kommen kann. Plötzlich brach es lautstark aus ihm heraus: „Jetzt ist mir alles klar!“ Nachdem ich ihn gefragt hatte, was ihm denn jetzt klar geworden wäre erzählte er:

„Ich war mit einer ganzen Gruppe zum Schilaufen. Für mich völlig unerwartet fand ich mich plötzlich alleine auf der Piste. Alle waren weg! So begann ich meine Freunde zu suchen. Bei jeder Schihütte schnallte ich ab, sah kurz hinein und fuhr dann enttäuscht weiter, um in der nächsten Hütte wieder Nachschau zu halten. Dies dauerte ungefähr 3 Stunden. Dann endlich hatte ich sie gefunden. Ich war total erleichtert. Bereits nach kurzer Zeit bemerkte ich, dass ich nur noch schwer Luft bekam. Oh Gott, jetzt hatte ich mich anscheinend verkühlt! War ich doch bei jeder Schihütte von der Kälte ins Warme gekommen und dann wieder hinaus in die Kälte gegangen! Natürlich! Ich hatte mir, durch den ständigen Wechsel kalt - warm - kalt mit Sicherheit einen Schnupfen eingefangen! Tatsächlich war ich dann auch eine Woche lang „krank“. Jetzt verstehe ich, warum ich diese Symptome hatte, ich hatte den Witterungskonflikt gelöst!“

Tatsächlich hatte Herbert „nur“ das Problem gelöst, dass er seine Freunde nicht finden konnte. Durch die Lösungssymptome hatte er offensichtlich einen zusätzlichen Schreck erlitten (= Schreckangst-/Revierangstkonflikt) erlitten und dadurch die „Verkühlung“ erst so richtig ins Laufen gebracht.

Wäre Herbert zu diesem Zeitpunkt bereits mit den 5bN vertraut gewesen, hätte er auf die Uhr sehen und überprüfen können, ob diese tatsächlich stimmen würden.

Normalerweise hätte er ab dem Zeitpunkt der Lösung des Witterungskonfliktes nach ziemlich genau 1 ½ Stunden ein paar Mal heftig geniest, damit die Bestätigung erhalten, dass er sich lediglich in der Lösungsphase des Witterungskonfliktes befand und das Thema ad acta legen können.

7.3.2. ***Allergischer Schnupfen***

Konfliktinhalt:

Beim allergischen Schnupfen kommt es immer wieder zu, wenn auch nur kurzen, Reaktivierungen, also Rezidiven und darauffolgende Lösungsphasen.

„Das stinkt mir gewaltig!“

Oftmals handelt es sich hierbei um wiederkehrende Konfliktsituationen mit Familienmitgliedern oder Arbeitskollegen. Können die Probleme zwischendurch gelöst werden, tritt immer wieder eine Lösungsphase (=allergischer Schnupfen) ein.

Aktivierung:

Andauernde und immer wiederkehrende Reaktivierungen eines Stinke-Konflikts.

„Die Situation in der Firma/mit meinem Arbeitkollegen stinkt zum Himmel!“

Lösung:

Da man sich hier lediglich in einer kurzfristigen bzw. ständig unterbrochenen Lösungsphase befindet, findet diese erst dann ein Ende, wenn der schwelende Konflikt endgültig gelöst wird.

Aufgrund der kurzzeitigen Reaktivierungen ist die Nase über einen längeren Zeitraum verstopft. Dauert die Lösungsphase länger an, kommt es auch zu Niesattacken und laufender Nase.

Biologischer Sinn:

Reaktivierung der Nasenschleimhaut um die Witterung wieder aufnehmen zu können. [85]

Bei folgendem Fall könnte ein chronischer Schnupfen oder aber, da dieser immer im Sommer aktiv ist, auch ein Heuschnupfen diagnostiziert werden

Eine Frau hatte immer dann Schnupfen, wenn sie aus dem Schwimmbad kam. Der Konfliktauslöser war, dass sie als Kind mal unter Wasser gedrückt wurde und dabei fast ertrunken wäre. Im Schwimmbad hatte sie ab nun eine gesteigerte Witterungsfähigkeit, um Erlebnisse wie damals zu vermeiden. Unmittelbar nach dem Verlassen des Schwimmbades geht sie demnach in Lösung und hat die typischen Schnupfensymptome.[86]

7.3.3. ***Augen-Bindehautentzündung***

Augen-Bindehautentzündung = visueller Trennungskonflikt

Konfliktinhalt:

Bei der Bindehautentzündung oder auch Konjunktivitis handelt es sich um einen visuellen Trennungskonflikt. Es ist dabei der Blickkontakt verloren gegangen oder es wurde jemand aus den Augen verloren.

Aktivierung:

Die in der aktiven Phase eines visuellen Trennungskonflikts resultierenden trockenen Augen, Schuppenbildung und Hypoästhesie werden meist nicht bemerkt. Erst bei länger andauernder Konfliktaktivität werden die zunehmend trockener werdenden Augen registriert und dies meist mittels Augentropfen kompensiert.

Lösung:

Die Regeneration nach einer Konfliktlösung wird von einer Bindehautentzündung begleitet, weiters können Schmerzen, eine Schwellung, Rötung und auch Juckreiz auftreten.

Biologischer Sinn:

Der Sinn in diesem Programm liegt darin, dass man jemanden, den man aus den Augen verloren hat, vorübergehend vergessen kann.[87]

*7.3.4. **Mund-, Hals-, Rachenentzündung***

Mund-, Hals und Rachenentzündung = (Brocken) nicht schlucken können/dürfen

Konfliktinhalt:

Bei diesen Entzündungen handelt es sich um Konflikte in Bezug auf das Herunterschlucken und Ausspeien. Dazu gehört die Trennung von Brocken wie Beleidigungen, Vorwürfen und Anfeindungen gleichsam wie von realen (Nahrungs-) Brocken.

Es geht demnach auch darum bestimmte Speisen nicht essen zu dürfen, da dies beispielsweise durch eine ärztliche Diagnose verboten wurde.

Aktivierung:

Hier kommt es – gemäß dem „Inneren Hautschema" - bereits in der Konfliktaktivität zum Schmerzempfinden. Der „Brocken" wird intensiver empfunden, um ihn noch besser lokalisieren und dadurch leichter ausspeien zu können.

Lösung:

Die Regeneration nach der Konfliktlösung erfolgt unter Schwellung, Entzündung und Schluckschmerz. Der Schmerz wird allerdings nur beim Schlucken empfunden, oder wenn die empfindlichen Schleimhautstellen durch Nahrungsbrocken berührt werden.

Biologischer Sinn:

Der Sinn in diesem Programm liegt darin, das Unerwünschte besser ausspeien bzw. eventuell auch erbrechen zu können.[88]

7.3.5. *Bronchien und Kehlkopf*

Bronchial- u. Kehlkopfschleimhaut/-muskulatur = Revier- oder Schreckangstkonflikt

Konfliktinhalt:

Der konfliktive Inhalt bei Geschehen im Bereich der Bronchial- und Kehlkopfschleimhaut ist stets ein Revier- oder Schreckangstkonflikt. Wie bereits zuvor ausgeführt ist hier das männliche Empfinden, das Revier nach außen zu verteidigen und eine damit verbundene Angst um das Revier. Die weibliche Empfindung ist die Schreckangst, bei der es um den Bezug zum inneren Revier geht.

Aktivierung:

Die männliche und weibliche Aktivierung läuft hier entgegengesetzt ab.

Der Mann bekommt im Konfliktfall eine lautere Stimme um einen Eindringling, der ins Revier einzudringen versucht, noch besser wegbrüllen zu können. Der Frau hingegen wird die Stimme genommen, um sich „mucksmäuschenstill" zu verhalten, und sich dem Eindringling, der sich nun bereits im Revier befindet, nicht zu verraten. Daher spricht man beim Schreckangstkonflikt auch von einem Sprachlosigkeitskonflikt.

„Es hat mir die Sprache verschlagen!" oder auch „Da blieb mir das Wort im Halse stecken!"

Bemerkt wird, dass die Aktivierung dieser Programme sowohl durch die Hormonlage als auch durch die bereits beschriebene Händigkeit einer Person beeinflusst werden kann.

Anmerkung:

Bei einer Mitbeteiligung der Kehlkopfmuskulatur kommt es mitunter zu Wortbildungsstörungen. Dabei weiß man das betreffende Wort zwar, ist aber unfähig dieses auszusprechen bzw. kann dieses dann eventuell nur stockend oder stotternd herausbringen.

Bei Beteiligung der Kehlkopfschleimhaut kann es zu Wortfindungsstörungen kommen. Man kann dabei das betreffende Wort, das einem sprichwörtlich „auf der Zunge liegt" nicht finden. Es fällt einem trotz intensivem Nachdenken einfach nicht ein.

Lösung:

Nach der erfolgten Konfliktlösung kommt es je nach Konfliktdauer und Intensität zu Lösungsreaktionen wie Husten (durch Mitbeteiligung von Kehlkopf- und Bronchialmuskulatur) oder auch zu Schwellungen, Entzündungen (Bronchitis, Laryngitis), ev. blutigem Auswurf und Schmerzen und überdies zu mitunter sehr starken Schwellungen, welche immer durch eine Aktivität der Nierensammelrohre bedingt sind. Achtung: Starke Schwellungen können zu extremen Atembeschwerden führen!

Biologischer Sinn:

Der Sinn in diesem Programm liegt in der effizienteren Verteidigung des Revieres.[89]

7.3.6. ***Asthma***

Beim Asthma wird zwischen Kehlkopfasthma (asthma laryngeale) und Bronchialasthma (asthma bronchiale) unterschieden. Es handelt sich bei beiden Asthmaformen um eine in der Lösungsphase stattfindende anhaltende Muskulaturspannung.

Während beim Bronchialasthma durch die Schwellung der Bronchien die Ausatmung erschwert ist und dadurch eine verlängerte Ausatmungsphase bewirkt wird (man bringt nicht genug Luft hinaus – die Diagnose lautet oftmals COPD), ist beim Kehlkopfasthma die Einatmung schwieriger und die Einatmungsphase verlängert (man bringt nicht genug Luft hinein).[90]

Zum gefährlichen „Status asthmaticus“ kommt es, bei gleichzeitiger Epi-Krise von Kehlkopf- und Bronchialmuskulatur.

7.3.7. ***Hautausschlag***

Hautausschlag = Lösung eines Hautkontaktkonflikts (sensorische Trennung)

Konfliktinhalt:

Bei sämtlichen Arten von Hautausschlägen, welche die Epidermis betreffen, handelt es sich stets um eine Lösungsphase und die damit verbundenen Reaktionen der Oberhaut. Der konfliktive Inhalt betrifft das „Hautkontakthaben-wollen“ oder „Hautkontakt-nicht-haben-wollen“.

Aktivierung:

In der aktiven Phase eines Trennungskonflikts wird die Oberhaut taub und je nach Dauer möglicherweise auch weißlich blass, kalt und rau.

Als psychisches Symptom tritt hier auch oftmals das Vergessen (z.B. von Namen) auf.

Lösung:

Wurde das Trennungsproblem gelöst oder auf andere Art bewältigt, kommt es zur Reaktivierung der Oberhaut. Der Stoffwechsel wird erhöht und es kommt zu den typischen Lösungserscheinungen wie Entzündung, Rötung, eventuell leichter Schwellung und zu Berührungsschmerz.

Je nach Dauer und Intensität des Trennungskonflikts kann es überdies zu Schüttelfrost und Abwesenheitszuständen (Absence) kommen.

Hier ist die Händigkeit zu beachten. Überdies kann ein Trennungskonflikt auch lokal (örtlich) assoziiert werden. Werde ich beispielsweise gegen meinen Willen am Arm gepackt, so habe ich unmittelbar nachdem ich wieder losgelassen wurde für einige Zeit einen rötlichen Abdruck an der Berührungsstelle. Ungeachtet dessen, ob das Zupacken unter starkem oder schwachem Druck erfolgte.

Biologischer Sinn:

Der biologische Sinn liegt im rascheren Vergessen des Trennungsauslösers.[91]

7.3.8. Erbrechen

Erbrechen = Revierärger- oder Identitätskonflikt oder Brockenkonflikt

Das althirngesteuerte, sensorische Erbrechen lässt sich dadurch erkennen, dass es einem unmittelbar danach sofort wieder gut geht.

Man nennt diese Art des Erbrechens auch „Pump-Erbrechen“. Dieses lässt sich auch beispielsweise bei Katzen beobachten, die eine Maus gefressen haben und im Anschluss das Fell pumpend wieder herauswürgen. Die Sensorik hat dieses als „unverdaulich“ erkannt und kehrt die Verdauungsmotorik um.

Das entodermale Althirn-Erbrechen erfolgt hier in der aktiven Phase (CA-Phase).

Das neuhirngesteuerte Erbrechen passiert schwallartig und ist in den meisten Fällen unkontrollierbar. Zurück bleibt meist ein flaues Gefühl im Magen, welches Stunden oder Tage anhalten kann.

Das ektodermale Erbrechen erfolgt hier in der epileptoiden Krise der Magenschleimhaut.

Zur Erinnerung:

Die ektodermale Magenschleimhaut gehört zum inneren Hautschema und schmerzt daher in der konfliktaktiven Phase. Da die epileptoide Krise eine kurze Wiederholung der aktiven Phase ist, empfindet man auch hier Schmerzen.

7.3.9. ***Durchfall***

Beim Durchfall (Diarrhö) gibt es eine Vielzahl an Auslösern und Konfliktinhalten.

Mögliche Ursachen:

- **Vergiftung:**

Verdorbene, verunreinigte Nahrung, Medikamenten-Nebenwirkungen, besonders Antibiotika, Psychopharmaka, Vergiftung durch den künstlichen Süßstoff Aspartam u.v.m.

Durchfall = Gift-Ausscheidungsfunktion.

- **Falsche Ernährung:**

Falsche Ernährung kann nur dann Durchfall auslösen, wenn mit einem bestimmten Nahrungsmittel ein Sonderprogramm läuft. Hier kommt es in der CA-Phase zu einer schnelleren Ausscheidung („Giftalarm!"). Oder aber es handelt sich um die PCL-A –Phase der resorptiven Darmqualität. Durch die Verminderung der Resorptionsfähigkeit wird auch die Flüssigkeitsaufnahme eingeschränkt.

- **Allgemeine Sympathikotonie und Erwartungsangst:**

Stress-Durchfall (SM - 'Diarrhö-dominanter Reizdarm'). Betroffen davon ist weltweit ca. jeder fünfte Mensch. In Erwartung von Stress (Sympathikotonie) öffnen sich die glatten Schließmuskeln des Körpers: After- und Blasenschließmuskel zum 'Ballast-Abwerfen', Magen-Schließmuskel für eine rasche Passage, Pupillen-Schließmuskel zum besseren Sehen usw.[92]

- **Darmmuskulatur:**

Sitzt ein unverdaulicher Ärger-Konflikt-Brocken im Darm fest, starten gewöhnlich zwei Programme:

Ein Programm der sekretorischen Qualität (SM: blumenkohlartiger Tumor), um den Brocken mittels Verdauungssafts aufzulösen, und eines der motorischen, peristaltischen Qualität, um den Brocken hinauszubefördern. Der Konfliktinhalt dabei ist „den festsitzenden Brocken nicht weg- oder weiterzubringen".

Lösungsdurchfall gibt es beispielsweise bei Morbus Crohn, Colitis Ulcerosa und Dickdarmentzündung.

Konfliktinhalt: Ärger-Brocken-Konflikt

- **Leber und Galle:**

Betroffen sind dabei die Lebergallengänge wegen Fettunverträglichkeit. Durch zu wenig Gallensäure können Fette nicht oder nicht ausreichend verdaut werden. Dies entsteht durch die Schwellung der Lebergallengänge in der Lösungsphase (PCL-A), da dadurch auch der Gallensaftabgang vermindert wird.

Stuhlkonsistenz: breiiger, in Wasser schwimmender Fettstuhl

Konfliktinhalt: Revierärger- oder Identitätskonflikt

- **Bauchspeicheldrüse:**

Nach mehrmaligem Durchlauf des Bauchspeicheldrüsenprogramms sowie bei Schwellung des Bauchspeicheldrüsengangs (PCL-A) kommt es zu vermindertem Enzymabgang.

Stuhlkonsistenz: breiig heller, übelriechender, in Wasser schwimmender Stuhl

Konfliktinhalt: Familiärer Ärger, Erbschaftskonflikte, Kampf um den Brocken, Revierärger- und Identitätskonflikt

- **Schilddrüse:**

Das Schilddrüsenhormon Thyroxin macht sympathikoton und beschleunigt dadurch den Stoffwechsel und damit auch die Darmentleerung. Der Durchfall kommt daher in der aktiven Phase.

Konfliktinhalt: einen Brocken nicht erwischen oder loswerden, da man zu langsam dafür ist.[93]

Möglichkeiten von Stuhlveränderungen:

- **Schleim im Stuhl**

Erhöhte Schleimproduktion, da die sekretorische Qualität eines Darmabschnitts in Konfliktaktivität ist. Sekretorisch bedeutet dabei, dass es sich um einen „Sekret“ produzierenden Vorgang – in diesem Fall Schleim – handelt.

- **Plötzlicher Durchfall**

Motorische Qualität von Dünn- oder Dickdarm während der Epi-Krise. Dabei wird ein Brocken ganz schnell bis in den Enddarm geschoben, daher bleibt dem Dickdarm keine Zeit um das Wasser aus dem Stuhl zu ziehen und dieser bleibt dadurch flüssig.

Motorisch bedeutet, dass die Peristaltik, also die Darmmuskulatur beteiligt ist.

- **Heller, weißlicher Stuhl**

Hier handelt es sich um die exkretorische Darmqualität und daher um die Ausscheidung. Durch Schwellung der Gallengänge kann das Bilirubin, welches als Stoffwechselendprodukt des Blutes den Stuhl braun färbt, und auch der Gallensaft nicht mehr austreten. Der Stuhl wird luftig. Dies kann auch zu Blähungen führen, da die Gärung nicht verhindert wird und dadurch Gase entstehen.

- **Kleine, harte, dunkle Stuhlkügelchen**

Diese sind von 2 Dingen abhängig:

1. In der Phase der Konfliktaktivität wird oftmals sehr viel Wasser aus dem Stuhl gesaugt, daher wird dieser ganz hart. Dies betrifft die resorptive Darmqualität, welche dafür zuständig ist, dass die entsprechenden Nährstoffe aus einem verdauten Brocken (biologisch kann dies Wasser, Luft,

Nahrung sein) gezogen werden.

2. Dies betrifft die motorische Darmqualität des Dickdarms in einer Lösungsphase. In dieser wird durch die Unterfunktion der Motorik des Dickdarms mehr Wasser aus dem Stuhl gezogen, als bei normaler Darmaktivität. Der Nahrungsbrei bleibt länger im Darmabschnitt unbewegt liegen respektive wird dieser oftmals nur langsam weitergeschoben.

- **Rumoren im Magen**

Dabei versucht der Magen über die Motorik die Nahrung durchzumischen.

- **Unverdaute Nahrung**

Die Sensorik der Zunge erkennt einen Brocken als möglicherweise giftig und stellt daher den gesamten Verdauungstrakt auf Durchzug. Der Brocken wird nicht verarbeitet und daher unverdaut wieder ausgeschieden.

Die Sensorik der Zunge legt demnach fest, wie ein Brocken im weiteren Verlauf behandelt wird.

- **Dunkles Blut im Stuhl**

Nach einer Lösungsphase und einem dabei stattfindenden Gewebsabbau im Verdauungstrakt liegen zeitweise auch Blutgefäße offen. Dabei kann Blut austreten. Je dunkler das Blut das austritt ist, umso tiefer im Darm befindet sich die blutende Stelle.

- **Geschwollener Bauch durch Luft im Darm**

In der Lösungsphase des Dickdarms wird die Resorption vermindert und dadurch die Luft im Darm nicht mehr (ausreichend) aufgenommen. Dies führt dann zu Blähungen.

- **Kein Stuhlgang**

Hierbei handelt es sich um eine Lösungsphase. In dieser ist immer auch die Darmmotorik mit betroffen. Dabei wird dann allerdings der Stuhl - durch die motorische Unterfunktion - nicht mehr weitergeschoben.

- **Dunkelbrauner, schwerer, fettiger, klebriger Stuhl**

Am Höhepunkt einer Lösungsphase der Gallengänge wird eine große Menge an Gallensaft in den Darm geschwemmt. Dieser wird dem Stuhl beigemengt und verursacht dadurch die dunkle Färbung und überdies, dass der Stuhl schwer, fettig und klebrig wird.

- **Darmkolik**

Nach einer Konfliktlösung kann es zu einer maximal vier Stunden andauernder Darmkolik kommen. Dies deshalb, da hier die glatte und quergestreifte Muskulatur des Darmes nach längerer Minder- oder Inaktivität wieder zu arbeiten beginnt und dabei Schmerzen verursacht.[94]

Eigenerfahrung

Ich war, wie alljährlich, mit Freunden in München. Nach einer Wanderung zum Kloster Andechs befanden wir uns auf dem Rückweg, als die Sprache auf Dr. Hamer und die 5 biologischen Naturgesetze kam. Die Aussage eines Freundes fuhr dabei wie ein Blitz ein „Du bist also auch in dieser Sekte!" Trotz aller Beteuerungen, lies sich mein Bekannter nicht mehr von seiner Meinung abbringen und verhielt sich mir gegenüber von da an sehr reserviert. Die kommenden Tage waren daher extrem belastend für mich und die Stimmung entsprechend gedrückt. Nachdem ich von München losgefahren war habe ich dann mal so richtig durchgeatmet und mir gedacht, wie froh ich bin hier endlich weg zu kommen. Zumal ich auch wusste, dass ich diesen „Freund" nun zumindest ein Jahr, also bis zum nächsten Treffen in München, nicht wieder sehen werde.

Tage später bekam ich eine Darmkolik mit extremem Durchfall und heftigen Bauchkrämpfen. Ich blickte auf die Uhr, es war sechs Uhr morgens. Um 10 Uhr war alles vorbei. Ich hatte nur noch leichte „Ausläufer". Also exakt 4 Stunden. Das hieß, ich hatte vor genau 3 Wochen einen Stammhirnkonflikt gelöst. Ich rechnete zurück. Ach ja! Vor genau 3 Wochen war ich von München losgefahren. Ich habe also offensichtlich beim Wegfahren den „vergifteten" Ärger-Brocken „Du bist in einer Sekte!", den ich unbedingt weghaben MUSSTE, gelöst. Nun hatte ich mich also in der Epi-Krise der Konfliktlösung befunden.

Alles war wieder einmal exakt nach den Beschreibungen der 5bN verlaufen!

Da die Krise genau vier Stunden, also die Höchstlaufzeit, angedauert hatte, konnte ich einfach 3 Wochen zurückrechnen und nachsehen, wo ich an diesem Tag war und was ich erlebt hatte. Nach einem Blick auf den Kalender wusste ich dann, dass ich genau an dem Tag von München, mit einem Gefühl der absoluten Erleichterung losgefahren war.

Bei einer Stammhirn-Krise lässt sich hier eine ganz einfache (Rück-) Rechnung anstellen

Bei einer EPI-Krise die 4 Stunden dauert, war die Lösung vor ziemlich genau 3 Wochen. Bei einer 3-stündigen Krisendauer war die Lösung vor ca. 16 Tagen. Dauert die Krise 2 Stunden, war die Lösung vor ca. 10 Tagen usw.

Eine Bekannte bekam im Italienurlaub plötzlich heftigen Durchfall mit Bauchkrämpfen. Dies dauerte genau 3 Stunden. Ich fragte sie daher, welchen Ärgerkonflikt sie vor ca. 16 Tagen hatte. Nach einem Blick in ihren Kalender bestätigte sie, dass es zu diesem Zeitpunkt auf ihrer Arbeitsstelle eine extrem „giftige" Situation gab, über die sie sich zuerst maßlos geärgert hatte, im Anschluss jedoch gelöst werden konnte.

Anmerkung

Die Epikrise ist die „Unterbrechung" der PCL-A und B-Phase. Hier wird der Konflikt nochmals kurz durchlebt. Es ist also vereinfacht erklärt eine kurze, aber mitunter sehr heftige CA-Wiederholung.

Dabei kommt es je nach Gehirnebene zu einer unterschiedlichen Epi-Krisen-Phase.

Beim Stammhirn dauert diese bis zu 4 Stunden. Im Kleinhirnbereich bis zu 45 Minuten, wobei hier lediglich ein inneres Zittern wahrgenommen werden kann. Im Großhirnmarklager sind es bis zu 60 Sekunden und in der Großhirnrinde bis zu 20 Sekunden. Hier zeigen sich dann oftmals Muskelkrämpfe.

Bemerkt wird, dass epileptische Krisen immer eine muskuläre Beteiligung haben. Aus der Art wie gekrampft wird, lässt sich dann auch auf den gelösten Konflikt schließen. Führt jemand beispielsweise während des Krampfanfalles beide Arme zusammen, handelt es sich um die Lösung eines Trennungskonfliktes bei dem jemand umarmt werden sollte.

Ab dem Zeitpunkt einer Konfliktlösung kann sowohl die Dauer der PCL-Phasen, als auch der Zeitpunkt der epileptischen oder epileptoiden (epileptisch ähnlichen) Krise exakt errechnet werden. Die Krise erfolgt dabei unmittelbar nach dem Ende der PCL-A-Phase.

Beispiel

Dauert der Konflikt 2 Wochen => PCL-A-Phase 1 Woche => EPI-Krise => PCL-B Phase 1 Woche. Die EPI-Krise ist daher nach einer Woche (=Ende der PCL-A-Phase).

Konfliktdauer 4 Wochen => PCL-A-Phase 2 Wochen => EPI-Krise => PCL-B-Phase 2 Wochen

Konfliktdauer 6 Wochen => PCL-A-Phase 3 Wochen => EPI-Krise => PCL-B-Phase 3 Wochen

Achtung bei längeren Konfliktaktivitäten dauert die PCL-A-Phase dann trotzdem maximal 3 Wochen und die EPI-Krise folgt unmittelbar darauf!

Konfliktdauer 8 Wochen => PCL-A-Phase 3 Wochen = EPI-Krise => PCL-B – Phase 5 Wochen

Konfliktdauer 10 Wochen => PCL-A-Phase 3 Wochen = EPI-Krise => PCL-B – Phase 7 Wochen

usw.

*7.3.10. **Fieber***

Maximale Fieberhöhen in den PCL-Phasen

Althirn = Stammhirn bis max. 37,2°
Kleinhirn bis max. 38,4°

Neuhirn = Großhirnmarklager bis max. 39,5°
Großhirnrinde über 39,5°

Laut naturbiologischem Wissen kann es zum Anstieg der Körpertemperatur (Fieber) nur in Lösungsphasen kommen. Dabei machen unterschiedliche Konfliktthemen auch unterschiedliche Fieberhöhen. Während bei Lösungen von Althirnthemen Fieber nur bis zu einer maximalen Höhe von 38,4° auftritt, kann es bei Neuhirnlösungen wesentlich höher steigen. Das bedeutet, dass es sich bei einer Körpertemperatur um die 40° und höher stets um die Lösung eines Konflikts der Großhirnrinde handeln muss.

Anmerkung

Eine Fieberhöhe von beispielsweise 38° Celsius **kann** die Lösungsphase eines Kleinhirnkonfliktes anzeigen. Allerdings könnte es auch sein, dass hier ein Konflikt des Neuhirns gelöst wurde, welcher lediglich eine geringere Konfliktintensität hatte. Was man bei dieser Fieberhöhe mit Sicherheit ausschließen kann ist, dass sich ein Stammhirnkonflikt in Lösung befindet, da hier die maximale Fieberhöhe bei 37,1° liegt.[95]

7.3.11. ***Schmerzqualitäten***

Entoderm (Althirn - Stammhirn):

Dieses Gewebe verursacht keine Schmerzen!

Schmerzen werden dabei nur durch Druck, Dehnung oder Penetration umliegender Gewebe verursacht.

Beispielsweise kommt der Blinddarmschmerz nicht vom Darm selbst, sondern daher, dass das umliegende Bindegewebe dabei reagiert.

Das gleiche gilt für die Epi-Krise der glatten Muskulatur. Wobei hier auch die Mitbeteiligung der quergestreiften Muskulatur und der umliegenden sensiblen Gewebe zum Schmerzempfinden führen.

Altmesoderm (Althirn - Kleinhirn):

Auch dieses Gewebe verursacht keinerlei Schmerzen!

Ausgenommen davon ist ein brennender, zusammenziehender, oftmals nicht lokalisierbarer Vernarbungsschmerz in der PCL-B-Phase. Dieser Schmerz kommt „wellenartig".

Neumesoderm (Neuhirn - Großhirnmarklager):

Hier kommt es zum intensivsten Schmerz aller Gewebe!

Dieser Schmerz ist dauerhaft, stehend, pulsierend und tritt in der PCL-Phase auf.

Die Epi-Krise von Lymphknoten kann mitunter als kurzes Stechen wahrgenommen werden.

Ektoderm (Neuhirn - Großrinde):

Hier kommt es zu einem ziehenden, brennenden, stechenden Schmerz.

Dieser wird allerdings nur dann empfunden, wenn das betreffende Gewebe berührt oder bewegt wird.

Beispielsweise schmerzen bei einer großflächigen Hautabschürfung die umliegenden Hautränder nur dann, wenn sie berührt werden. Das Innere der offenen Wunde hingegen ist absolut schmerzunempfindlich (Lederhaut). Auch bei Blasen- und Harnwegsentzündungen tritt der Schmerz nur beim Wasserlassen selbst auf. Ansonsten hat man hier ebenfalls kein Schmerzempfinden.

Zur Erinnerung

Bei Geweben des äußeren Hautschemas treten Schmerzen in der gelösten (PCL) Phase auf. Wohingegegen die Schmerzen bei Geweben des inneren Hautschemas in der aktiven (CA-) Phase empfunden werden.

So wird beispielsweise bei einem aktiven Revierärger- bzw. Identitätskonflikt welcher die ektodermale Magenschleimhaut (kleine Kurvatur = inneres Hautschema) betrifft, der Schmerz während des Essens verspürt, demnach dann, wenn der Magen in Bewegung ist respektive die Magenschleimhaut von der aufgenommenen Nahrung „berührt" wird.

Die Motorik der quergestreiften Muskulatur selbst verursacht ebenfalls keine Schmerzen.

Reagieren allerdings Motorik (Ektoderm) und Trophik (Großhirnmarklager = Ernährung des Muskels) zusammen, kann es während der Epi-Krise zu einem schmerzhaften Muskelkrampf kommen, welcher maximal 20 Sekunden anhält. Wird dabei verkrampft, kann dieser allerdings auch wesentlich länger andauern. Dies kennt man vom Krampf im Bein, der erst dann nachlässt, wenn man dieses entspannt oder dehnt.

7.4. Nahrungsmittelunverträglichkeit

Dazu liest man bei netdoktor.at folgendes:

„Bei einer Nahrungsmittelunverträglichkeit oder -intoleranz ist der Organismus nicht in der Lage, bestimmte Nahrungsbestandteile zu verdauen bzw. über den Stoffwechsel zu verwerten."[96]

Obwohl in der Schulmedizin genauestens zwischen Allergie, Intoleranz und Unverträglichkeit unterschieden wird, werden diese Differenzierungen in weiterer Folge synonym verwendet, da diese Begriffe selbst im schulmedizinischen Kontext oftmals gleichbedeutend verwendet werden.

Allergie auf schwarzen Pfeffer

(Erfahrungsbericht v. I.M.)

Vorgeschichte

Die Klientin hatte seit ihrer Kindheit, also seit mehr als 40 Jahren, eine Pfefferallergie.

Verlauf

Immer wenn schwarzer Pfeffer im Essen war, musste sie wegen Durchfall auf die Toilette rennen.

Analyse nach 5 biologischen Naturgesetzen

Wir sind bei einem Essen mehr durch Zufall auf die Ursache der Allergie gekommen. Die Klientin erzählte folgende Anekdote:

In ihrer Kindheit hat ihre Mutter den Salat immer aus dem eigenen Garten geerntet. Da dieser voll mit Blattläusen war, hat sie ihn gut mit Pfeffer gewürzt, damit das beim Essen nicht so schnell auffällt. Irgendwann beim Essen kam das raus (DHS) und die Klientin hat mit einem Konflikt „den schädlichen Brocken loswerden müssen" reagiert, weil sie die Vorstellung ekelig fand, dass sie die Blattläuse gegessen hat.

Die Motorik des Darms macht in CA Überfunktion und somit Durchfall, um den schädlichen Brocken möglichst schnell wieder hinaus zu befördern. Der schwarze Pfeffer war von nun an als Schiene gespeichert, d.h. beim

Verzehr von diesem startet jedes Mal das SBS in Erwartung des schädlichen Brockens.

Um zu testen, ob das tatsächlich der Grund für die Allergie ist, habe ich ihr gleich für das nächste Essen folgende Aufgabe gegeben: Sie solle selber gründlich den Salat waschen und sich vergewissern, dass auch wirklich keine einzige Blattlaus daran ist. Anschließend soll sie, bevor sie den Salat isst, diesen kräftig selber mit schwarzem Pfeffer würzen und sich nun beim Essen klar machen, dass dies keine Blattläuse sind, sondern nur harmloser, leckerer Pfeffer.

Sie hat nicht mit Durchfall reagiert, von dem Moment an war die über 40-jährige Pfefferallergie verschwunden!

Der nachfolgende Klientenfall von I.M. dürfte selbst für versierte Anwender der 5bN eine Herausforderung darstellen. Er zeigt allerdings auch auf eindrucksvolle Weise auf, wie akribisch genau und differenziert im Kontext der 5 biologischen Naturgesetze gearbeitet und auf jedes kleinste Symptom geachtet wird.

Allergie auf Kaffee

(Klientenbericht von I.M.)

Die betroffene Frau hatte seit etwa 15 Jahren eine Kaffee-Allergie, wobei es zwischendurch ein Ausnahme-Intervall gab: Als sie einige Zeit im Ausland lebte, konnte sie dort ohne Symptome Kaffee trinken.

Die Allergie äußerte sich in Deutschland so, dass fast direkt nach dem Kaffee trinken bzw. nach dem Verzehr von kaffeehaltigen Lebensmitteln (z.B. Schokokuss mit Kaffee-Innenleben, Kekse mit Kaffeefüllung) sehr starke Magenschmerzen mit Übelkeit auftraten, die bis zu mehreren Stunden anhielten.

Zusätzlich kam nach ca. 15 Minuten jeweils für etwa 1,5 bis 2,5 Stunden ein dumpfes Gehör (plus Druckgefühl im vorderen/seitlichen Halsbereich) dazu. Wie beim Start eines Flugzeuges, d.h. auch hier kann sie meistens mit Tricks wie Gähnen für Druckausgleich und „Ohrenploppen" sorgen. Je nach Situation trat das Ohrproblem v.a. rechts oder links, manchmal auch beidseitig auf. In Situationen zu Hause, bei oder mit Freunden/Familie war die linke Seite betroffen, auf der Arbeit die rechte.

Tatsächlich reichte oft der Geruch oder sogar der Gedanke an Kaffeetrinken schon aus, um eine leichte Form des Ohrenploppens herbeizuführen.

Die Magenschmerzen kamen von der ektodermalen Magenschleimhaut der kleinen Kurvatur, die zum Inneren-Haut-Schema gehört und daher in konfliktaktiver Phase hypersensibel ist und zu starken Schmerzen bei Kontakt mit Flüssigkeit oder Nahrung führt - die Symptome starten daher sofort.

Der Druck im Mittelohr entstand dadurch, dass der Druckausgleich durch die Eustachische Röhre nicht mehr funktionierte. Allerdings ist nicht diese selber, sondern die ektodermale Nasenschleimhaut angeschwollen, die den Bereich umgibt, in dem die Eustachische Röhre in den Nasenraum mündet. Sie schwillt in der konfliktgelösten Phase stark an und kann die Röhrenmündung dadurch verschließen, sodass das Trommelfell nicht mehr gut schwingen kann und man die eigene Stimme daher vermehrt von innen und kaum noch von außen hört. Die Symptome starten daher immer etwa 15-30 Minuten nach dem Kaffee trinken, da es sich um ein Lösungs-Symptom handelt und es eine gewisse Zeit bis zur Schwellung dauert.

Es ging also um drei Sonderprogramme in zwei unterschiedlichen Phasen: Die ektodermale kleine Kurvatur des Magens in Konfliktaktivität sowie die ektodermale Nasenschleimhaut links und rechts nach Konfliktlösung.

Ausgehend von den zugehörigen Konfliktinhalten konnten wir folgende Situation in Zusammenhang mit Kaffee finden:

Vor 15-16 Jahren hat sie angefangen Kaffee zu trinken, mit ihrem 1. Freund zusammen. Ein paarmal ging das ohne Probleme, dann traten plötzlich nach dem Kaffeetrinken die oben genannten Symptome auf, woraufhin sie nur noch alle paar Jahre mal versucht hat Kaffee zu trinken, mit obigem Ergebnis.

Nach längeren Überlegungen erinnerte sie sich an die erste unangenehme „Kaffee-assoziierte Situation“: kurz nachdem sie ein Paar wurden und angefangen hatte, mit dem oben erwähnten Freund hin und wieder

Kaffee mitzutrinken, waren die beiden im Cafe. Zusammen mit einer Frau, die er ihr als „gute Freundin“ vorstellte. Die drei haben zusammen Kaffee getrunken und nach 2 Tassen Cappuccino hat sie mit einem für sie extrem unangenehmen Koffein-Flash reagiert, womit sie absolut nicht gerechnet hat: Sie hat die „Gefahr“ im Kaffee nicht gewittert, weshalb hier das SBS der beiden Nasenschleimhäute gestartet hat.

Die Situation war ihr extrem unangenehm, weil sie sich so komisch gefühlt und benommen hat - sie war nicht mehr „sie selber“: Reagiert hat sie hier mit einem Identitäts-Konflikt, der aufgrund ihrer Händigkeit und Hormonlage das SBS der Magenschleimhaut (Revierbereiche) gestartet hat.

Die Vermutung war nun, dass die Allergie seit dieser Situation bestand, die ihr bis heute als extrem unangenehm in Erinnerung geblieben ist.

Die Lösungsstrategie, die wir erarbeitet haben, beschreibt sie wie folgt:

„Ich habe mir beim Kaffeetrinken gesagt: Ich bin sicher, ich kann alles wittern, was ich brauche, um sicher zu sein / um jede Gefahr abzuwenden... / meine Nase funktioniert gut... ich bin älter/weiser/stärker als damals und über alles von damals hinweg... Außerdem hörte ich beim ersten Mal die Musik aus dem Ausland, da ich dort ja keine Symptome beim Kaffee trinken hatte, und schaute mir Fotos aus der Zeit an. Ich trank den Kaffee wie dort in schwarz mit Zucker und aus einem Glas statt aus einer Tasse... Ich war beim ersten Kaffee-Experiment alleine und fühlte mich ‘in meinem Revier’ und unbeobachtet und ‘im Reinen mit mir’...“

Schon beim ersten Lösungsversuch folgten keine Magenschmerzen mehr. Leider war dieser großartige Erfolg etwas dadurch geschmälert, dass sie davor schon für mehr als ein Jahr keinen Kaffee mehr probiert hat - wegen den starken Magenschmerzen die dann immer aufgetreten sind. Es wäre natürlich besser gewesen, wenn sie kurz vorher nochmal die Erfahrung gemacht hätte, dass die Schmerzen noch da sind (werden wir bei zukünftigen Allergie-Auflösungen beachten). Es gibt aber keinen Grund, weshalb sie plötzlich „einfach so“ weg sein sollten, wenn sie vorher 14 Jahre da waren, d.h. die Lösung war erfolgreich.

Tatsächlich kam es aber eine halbe Stunde später wieder zu dem Ohrploppen, d.h. die Schiene wurde nur für ein SBS aufgelöst, für die zwei anderen noch nicht. Die Auflösung dieser zwei SBS-Verknüpfungen folgte zeitversetzt für das rechte und linke Ohr in zwei Schritten:

Zu dem anfangs zu Hause und mit oder bei Freunden/Familie beobachteten linksseitigen Ohrploppen kam es nach zwei weiteren Lösungsversuchen schon nicht mehr.

Bei dem Versuch, auf der Arbeit Kaffee zu trinken, kam es aber noch mehrere Monate lang jedes Mal zu stundenlangem rechtsseitigen Ohrploppen. Dies hörte erst nach einer Situation mit einigen Parallelen zu der oben geschilderten Cafe-Situation auf: Sie traf sich dort mit einer alten Freundin und trank das erste Mal seit damals einen Kaffee im Cafe; dabei hat sie sich klar gemacht, dass alles okay und sie in Sicherheit ist, dass sie hier und heute keinen Koffein-Flash mehr kriegt und sie mittlerweile problemlos Kaffee verträgt. Und dass die Situation der Schiene seit 15 Jahren vorbei und gegenstandslos ist. Seit dem Tag ist auch das Ohrenploppen (in JEDER Situation) verschwunden und die Allergie vollständig gelöst.

(Anmerkung: Die Lokalisation des Ohrenploppens bezieht sich ja hier scheinbar nicht, wie in den meisten Fällen, auf Partner- oder Mutter/Kind-Personen sondern eher auf das Revier, d.h. „die Arbeit“ als männlich empfundenes Revier, „zu Hause“ als weiblich empfundenes Revier bzw. das Nest. Vielleicht gibt es hier daher auch noch Revieraspekte, die bisher nicht vollständig geklärt sind.)

„Die häufigsten Formen der Nahrungsmittelintoleranz sind die Laktoseunverträglichkeit und Fruktosemalabsorption sowie die Histaminunverträglichkeit.“[97]

*7.4.1. **Histaminintoleranz***

Trinkt man beispielsweise während eines heftigen Streits mit seinem Lebenspartner gerade ein Glas Rotwein, kann der Organismus den Wein als Schiene abspeichern. Immer dann, wenn man ab diesem Zeitpunkt wieder mal Rotwein trinkt kommt es danach möglicherweise zu körperlichen Symptomen wie Durchfall, Herzklopfen, einem hochroten Gesicht oder anderen Reaktionen. Dies deshalb, da man beim Trinken des Rotweins (wenn auch nur unbewusst) wieder an den Streit erinnert wird und dadurch dieselben Reaktionen wie während des tatsächlichen Streits hat. Schulmedizinisch könnte in diesem Fall eine Histaminintoleranz diagnostiziert werden, da hier wohl kaum nach einem etwaigen Urauslöser gesucht werden würde.

Hat man sich vom Streitpartner getrennt, kann sich die allergische Reaktion auf Rotwein spontan und „wie von selbst" auch wieder auflösen.

Im DocChek Flexikon liest man folgendes zum Thema Histamin

*„**Histamin** ist ein biogenes Amin, das zu den so genannten Gewebshormonen gerechnet wird. Die Substanz spielt bei vielen physiologischen und pathophysiologischen Vorgängen eine zentrale Rolle und ist unter anderem ein wichtiger Mediator bei Entzündungsreaktionen.*

Auch Lebensmittel enthalten relevante Histaminkonzentrationen, z.B. Erdbeeren, Käse, Thunfisch, Tomaten, Hefe, Schokolade, Rotwein und Sauerkraut. Von einigen Pflanzen wird Histamin als Abwehrsubstanz produziert (z.B. von Brennnesseln)."[98]

Weiters liest man in diesem Lexikon zum Begriff Intoleranz folgendes

*„Als **Intoleranz** bezeichnet man in der Medizin die Eigenschaft eines Organismus, auf die Exposition (Einflüsse) gegenüber bestimmten Stoffen nicht wie physiologisch erwartet zu antworten, sondern mit einer Unverträglichkeitsreaktion.*

Intoleranzen sind durch einen Mangel an bestimmten Enzymen bedingt, die es dem Körper normalerweise ermöglichen, die betreffenden Stoffe abzubauen. Fehlen diese Enzyme, akkumulieren sie oder werden auf alternativen Wegen abgebaut, die den Körper belasten. Die Intoleranz macht sich dann durch körperliche Reaktionen, wie z.B. eine Diarrhoe (Durchfall) bemerkbar.

Im erweiterten Sinn gehören zu den Intoleranzen auch immunologische Abwehrreaktionen des Körpers. Diese Form von Intoleranz bezeichnet man jedoch besser als Allergie bzw. Anaphylaxie."[99]

Anmerkung

Gibt man beispielsweise bei Google den Begriff „Intoleranz" ein, findet man folgende allgemeine Definition

„Die Haltung, dass man die anderen Meinungen und Lebensweisen anderer Menschen nicht gelten lässt."

Dies lässt sich auch sehr gut darauf anwenden, dass die Erkenntnisse der 5 biologischen Naturgesetze nach wie vor weitgehend negiert werden.

Die Schulmedizin führt zur Histaminintoleranz folgendes aus:

„Mögliche Anzeichen einer Histaminintoleranz sind unter anderem Quaddeln, Juckreiz, Kopfschmerzen, eine laufende Nase, Durchfall, Herzklopfen oder ein hochrotes Gesicht. Diese Symptome treten in der Regel nach einer histaminreichen Mahlzeit oder nach Alkoholgenuss auf. Auch die Einnahme bestimmter Medikamente kann Reaktionen einer Histaminintoleranz auslösen.

Obwohl die Symptome stark an eine Allergie erinnern, können im Blut meistens keine entsprechenden Allergieparameter gefunden werden. Spezifische Untersuchungen können aber Hinweise auf eine Histaminintoleranz geben. Werden auslösende Medikamente abgesetzt und eine Histaminintoleranz-Diät durchgeführt, können die Symptome der Betroffenen meistens deutlich gebessert werden. In einigen Fällen lindert eine medikamentöse Histaminintoleranz-Therapie die Beschwerden.

Histaminintoleranz: Umstrittene Krankheit

Die Histaminintoleranz ist ein sehr umstrittenes Krankheitsbild, da die Symptome zum einen individuell deutlich variieren und zum anderen auch bei vielen anderen Erkrankungen auftreten können. Auch die Diagnostik ergibt oft keine eindeutigen Beweise für eine Histaminose. Einige Ärzte lehnen deswegen das Krankheitsbild der Histaminintoleranz ab, andere halten es für existent."[100]

Trotz allem wird Histaminunverträglichkeit immer mehr zur Volkskrankheit. Sieht man sich allerdings die oben angeführten möglichen Anzeichen einer

Histaminintoleranz an und hinterfragt diese mit Hilfe der Symptomdifferenzierung aufgrund der 5bN stellt sich die Frage, ob die Ärzte welche Histaminunverträglichkeit für inexistent halten, eventuell doch recht haben.

Beim folgenden Klientenfall hätte ein Arzt möglicherweise Histaminintoleranz (oder auch noch viel Schlimmeres) diagnostiziert

Reinhard, ein 54-jähriger Grazer, hatte wiederkehrende Absencen (Abwesenheitszustand, Ohnmacht) mit Schaum vor dem Mund.

Diese passierten immer dann, wenn er Schnaps getrunken hatte. Die Menge war dabei unerheblich. Es dürfte viel mehr auch der Geruch eine Rolle gespielt haben, da er sonstige Alkoholika (Bier, Wein) problemlos trinken konnte.

Nach einer Schnapsrunde in einer Schihütte hatte er erneut eine nächtliche Absence.

Da ein Schnapsrausch als Ur-Auslöser ausgeschlossen werden konnte, wurde nun die Überlegung angestellt, wozu Schnaps bzw. Alkohol noch verwendet wird/wurde.

Natürlich! Als Betäubungsmittel! (Narkose)

Daraufhin erzählte Reinhard, dass er im Alter von 7 Jahren eine Mandeloperation hatte. Die OP empfand er als extrem traumatisch, da man ihm dabei eine Äthermaske überstülpte und ihn dann solange festhielt, bis er das Bewusstsein verloren hatte. Es war also ein schlimmes Hinübergleiten.

Die Schiene die dabei abgespeichert wurde, war offensichtlich der Geruch der Alkohol-Dämpfe der Äthermaske.

Nachdem dieser dramatische Konflikt durch ihn selbst mittels Meditation gelöst wurde, hatte er keinerlei „allergische Reaktionen“ mehr.

Er schrieb: „Ich habe gestern Abend 2 Stamperl Zirbenschnaps getrunken und keine besonderen Reaktionen darauf festgestellt. Wie es scheint ist das Thema gelöst – keine Rezidive mehr!“

Symptomdifferenzierung

- Eine Absence ist die Epi-Krise eines Trennungskonflikts. Vermutlich erlitt Reinhard bei dieser OP durch das Festhalten den Konflikt des

„Getrennt-werden-wollens“ von den Festhaltegriffen. Möglicherweise spielte in dieser Situation auch die Trennung von Mutter und Vater eine Rolle, da ihm niemand zu Hilfe eilte.

- Der Schaum vor dem Mund lässt auf die Epi-Krise der Speicheldrüsen schließen. Das Programm der Speicheldrüsen startet unter anderem, wenn man etwas unerwünschtes, in diesem Fall die Äthermaske, wegbekommen möchte.

- Hatte Reinhard während der Absencen zusätzlich epileptische Muskelzuckungen, dann wurde beim Konflikt auch noch das Programm der Motorik in Bezug auf den Umstand des „Nicht-entfliehen-könnens“ aktiviert. Der epileptische Anfall wäre dann die Epi-Krise der quergestreiften Muskulatur.

Durch den Schnapsgeruch, welcher dem Geruch der Äthermaske ähnelt, wurden offensichtlich die oben angeführten SBSe immer wieder aktiviert. Da allerdings die Situation so wie sie damals geschah nicht wieder passierte, wurden die Sonderprogramme wieder heruntergefahren, wodurch sich im Anschluss die entsprechenden Epi-Krisen-Symptome zeigten.

7.4.2. ***Gluten-, Laktose-, Fructose-Intoleranz***

Ein Mädchen, welches eine Bäckerlehre absolviert, wird von ihrem Lehrherrn sexuell belästigt. Während die Maschine steht, nähert er sich von hinten und greift mit seiner Hand unter ihren Rock. Seit damals leidet die Patientin an allergischen Reaktionen gegen Mehl, da dieses als Begleitumstand abgespeichert wurde.[101]

Die naturbiologische Erklärung für Nahrungsmittelunverträglichkeiten ist im Wesentlichen jene, dass essentielle Dinge (Nahrungs-Brocken) nicht ausreichend, nicht in gleicher Konsistenz oder gar nicht mehr bekommen werden.

Beispielsweise hat das Abstillen eines Babys oftmals auch einen Abriss des Körper- und Hautkontakts zur Folge. Daher kann es hier beim Verzehr von Milch zu Lösungen und damit Hautausschlägen kommen, da Milch (und Laktose) vom Organismus mit der damals empfundenen Nähe der

Mutter assoziiert wird.

Milch = „Mutter ist wieder hier!“

Überdies können „allergische Reaktionen“, wie aus dem oben angeführten Patientenfall ersichtlich, auch durch die während eines Konfliktes abgespeicherten Begleitumstände ausgelöst werden.

Isst man beispielsweise während eines heftigen Streits ein bestimmtes Nahrungsmittel, dann hat man ab diesem Zeitpunkt organische Reaktionen auf die Inhaltsstoffe dieses Lebensmittels. Diese können sich dann in verschiedenen Formen, wie Schnupfen, Husten, Halsschmerzen, Durchfall oder auch Erbrechen äußern. Es lässt sich zwar vorerst schwer festmachen, was genau im Konfliktfall auf organischer Ebene abgespeichert wird allerdings lässt sich dies anhand der Symptome schlussendlich rückwirkend analysieren.

Wie jemand einen bestimmten Konflikt organisch bewertet und welches Programm dieser letztendlich auslöst, ist demzufolge von Fall zu Fall und von Mensch zu Mensch ganz verschieden.

Für die Entstehung einer allergischen Reaktion ist es daher absolut unerheblich um welchen Konflikt es sich handelt (dies ist erst beim Lösen der Allergie wichtig), sondern lediglich, wie genau dieser empfunden wird und auf welche spezielle Weise der Körper reagiert und welche körperlichen Reaktionen dabei gestartet werden (müssen).

Auf Grund der bisherigen Ausführungen kann hergeleitet werden, dass es sich bei Gluten, Laktose- und Fructoseunverträglichkeiten immer um Nahrungsmittelbestandteile handelt, welche beim Urkonflikt eine Rolle gespielt haben. Diese wurden gerade verzehrt oder waren zumindest Bestandteil der unmittelbar wahrgenommenen Umgebung.

Lässt sich der Urkonflikt samt seinen Begleitumständen finden und lösen oder löst sich dieser von selbst auf, so sind auch die damit in Verbindung stehenden „Nahrungsmittelunverträglichkeiten“ plötzlich gelöst.

Hinweis

Muss man unmittelbar nach dem Verzehr einer Mahlzeit auf die Toilette (Durchfall, und/oder Erbrechen), hat dies entweder mit der Motorik des Dünn- oder Dickdarms zu tun, da dabei der Darm auf „Durchzug“ geschalten wird um etwas durchzuschieben das der Organismus nicht kennt oder aber es wurde von der Sensorik des Entoderms ein Nahrungsmittel als giftig eingestuft und dieses aus diesem Grund hinausbefördert.

Beispiel

Karin erzählte, dass sie sich auf der vorabendlichen Party, nach dem Konsum eines Cocktails, plötzlich übergeben musste, es ihr danach aber gleich wieder gut ging.

Ich fragte sie daher, ob dies ein neuer, für sie unbekannter Cocktail gewesen sei. Sie meinte daraufhin: „Ja, da schwammen irgendwelche undefinierbaren, ekeligen Dinger drinnen. Aber da ihn alle getrunken haben, habe ich das auch getan!"

Offensichtlich hat ihr Organismus dieses Getränk aufgrund des empfundenen Ekels und der undefinierbaren Konsistenz als möglicherweise giftig eingestuft und darum wieder „ausgeworfen".

Bei Histamin- und Lactoseintoleranz kommt es mitunter zu starker Flatulenz (Blähungen) und damit verbundenen Durchfällen. Hier handelt es sich meist um einen unverdaulichen Ärgerkonflikt bei dem das Problem nicht oder nur schwer verdaut werden kann.[102]

7.5. Heuschnupfen – Pollenallergie

Laut Schulmedizin leiden Menschen mit Pollenallergie unter vielerlei Symptomen wie beispielsweise einer verstopften Nase, Husten oder auch tränenden Augen. Überdies entwickelt beinahe jeder dritte Patient mit Heuschnupfen zusätzlich ein allergisches Asthma. Unter Fachleuten wird dies „Etagenwechsel" genannt, da die Erkrankung vom Nasenraum in die Bronchien wandert, wenn diese unbehandelt bleibt. Doch anscheinend wird, so die Meinung vieler Experten, die Erkrankung immer noch unterschätzt und nicht richtig therapiert.[103]

„Etwa jeder sechste Erwachsene in Deutschland hat Heuschnupfen."[104]

Die allergische Rhinitis (Heuschnupfen) ist damit die häufigste allergische

Erkrankung. Dabei regieren die meisten Allergiker auf früh blühende Bäume und Sträucher. Dazu zählen hauptsächlich Haselnuss, Erle und Birke. Weitere Auslöser für Heuschnupfen sind Getreide-, Kräuter- und Gräserpollen. Reagiert man auf mehrere Pollenarten kann sich der Heuschnupfen im schlimmsten Fall von Februar bis Oktober hinziehen. Meist jedoch liegen die Kernphasen im Frühjahr und Sommer.[105]

„Weshalb so viele Menschen an Heuschnupfen erkranken, ist unklar. Sicher ist nur, dass es eine genetische Vorbelastung für Allergien gibt. Dies allein erklärt jedoch nicht, warum die Fallzahlen in den letzten Jahren so stark angestiegen sind, daher müssen zusätzlich zu den Genen äußere Einflüsse eine Rolle spielen.“[106]

Jedenfalls dürften etwa doppelt so viele Stadtkinder an Heuschnupfen leiden, als dies bei den Landkindern der Fall ist. Daher wird angenommen, dass das Leben auf Bauernhöfen ein deutlich geringeres Allergierisiko birgt, da das Immunsystem von Landkindern aufgrund der durch den Umgang mit Tieren gegebenen höheren Keimbelastung eine geringere Überempfindlichkeit entwickelt.[107]

„Auslöser

Je nachdem, welche allergische Erkrankung vorliegt, lösen die Allergene ihre Wirkung an verschiedenen Orten aus: beim Heuschnupfen auf der Nasenschleimhaut und auf den Bindehäuten der Augen, beim allergischen Asthma in den Bronchien. Auch bei der Neurodermitis können Inhalationsallergene die Hautekzeme verschlechtern. Die Übeltäter sind winzig und praktisch unsichtbar: Pollen sind Kügelchen mit einem Durchmesser von etwa 50 Mikrometern. Zum Vergleich: Das menschliche Haar hat im Schnitt einen Durchmesser von 100 Mikrometern.

Symptome aus schulmedizinischer Sicht

Die Symptome von Heuschupfen ähneln denen einer Erkältung.

Typisch für eine Pollenallergie ist aber, dass die Beschwerden immer wieder zu denselben Jahreszeiten auftreten und abklingen. Außerdem ist der Juckreiz in Nase, Rachen und Augen nicht typisch für eine Virusinfektion.

Folgende Symptome an Nase, Augen und Bronchien können, müssen aber nicht alle bei jedem Betroffenen auftreten.

Besonders typisch für eine Pollenallergie sind Schnupfensymptome wie:

- Geschwollene Nasenschleimhaut
- Verstopfte und/oder laufende Nase
- Niesen
- Jucken und/oder Brennen

Viele Pollenallergiker bekommen auch Probleme mit den Augen:

- Die Augen röten sich und/oder jucken.
- Die Augen tränen.
- Die Augenlider schwellen an.
- Der Betroffene reagiert empfindlich auf Licht.
- In manchen Fällen treten die Augensymptome auch ohne Schnupfen auf.
  Ärzte nennen diese Form des Heuschnupfens dann allergische Bindehautentzündung (allergische Konjunktivitis).

Bei etwa 40 Prozent der Pollenallergiker kommt es außerdem zu Beschwerden an den Bronchien, weil sie ein allergisches Asthma entwickeln. Dazu gehören:

- Atemnot
- Trockener Husten
- Rasselnder oder pfeifender Atem

Seltener sind Symptome wie:

- Schwellungen im Gesicht
- Quaddeln
- Juckende Haut

- Kopfschmerzen und Migräne
- Verdauungsprobleme

Heuschnupfen im Alltag

Oft wird unterschätzt, wie sehr ein Heuschnupfen die Lebensqualität des Allergikers einschränkt, denn er ist viel mehr als ein bloßer Schnupfen. Viele Patienten leiden neben den eigentlichen Symptomen auch an deren Folgen: Sie schlafen schlecht, sind tagsüber müde, können sich schlecht konzentrieren und schlecht lernen. In besonders schweren Fällen können Betroffene gar nicht arbeiten oder zur Schule gehen. Auch ihr Sozialleben leidet unter den heftigen Einschränkungen."[108]

Das folgende Beispiel verdeutlicht, wie bei den 5 biologischen Naturgesetzen im Sinne der Symptomdifferenzierung und Differenzialdiagnostik vorgegangen wird.

„Der 66-jährige Pensionist leidet seit 34 Jahren unter einer extremen Pollenallergie, die Nasen- und Rachenschleimhaut betreffend. Diese stellt sich jedes Jahr im Mai ein und ist nur durch regelmäßige Cortison-Injektionen und andere schwere Medikamente auszuhalten.

Konfliktgeschichte:

Vor knapp 40 Jahren wünscht sich der damals 24-jährige mit seiner Frau ein Kind. Es kommt aber zur Frühgeburt, das Kind stirbt. 5 Jahre später verspricht der Chef der Geburtenabteilung, alles zu tun, damit es klappt. Als die Frau wieder schwanger ist, legt sie sich im 3. Monat in die Klinik, um bis zur Geburt im Bett zu bleiben. Nach 6 ½ Monaten kommt es am 15. Mai abermals zu einer Frühgeburt.

Diagnose:

- Stinkekonflikt – die Nasenschleimhaut betreffend.
- Die Situation nicht schlucken können - die Rachenschleimhaut betreffend
- und visueller Trennungskonflikt - die Augenbindehaut betreffend.

Als Schienen setzen sich die Mai-Pollen im Unterbewusstsein fest. Der Bub ist 1,5 kg schwer und wird in ein anderes Krankenhaus gebracht und in den Brutkasten gelegt. Der Arzt ist nicht sicher, „ob das Baby den Transport überlebt".

Der Sohn ist heute 35 Jahre alt und leidet, wahrscheinlich wegen dem Geburtstrauma, unter der gleichen 'Pollenallergie' wie sein Vater."[109]

Natürlich könnte es auch sein, dass der Sohn durch die ständig wiederkehrenden Heuschnupfen-Attacken seines Vaters ebenfalls einen „Stinkekonflikt" erlitten hat oder aber, dass er irgendwo gehört oder gelesen hat, dass er energetisch vorbelastet sein könnte.

Der Grund für den Heuschnupfen einer Klientin war jener, dass sie gerade dem Nachbarn bei Mäharbeiten zusah, als sie telefonisch eine extrem schockierende Nachricht erhielt. Ihr geliebtes Rennpferd hatte sich bei einem Unfall eine dermaßen schwere Verletzung zugezogen, dass ihr der Tierarzt mitteilen musste, dass dieses nie wieder an Wettbewerben teilnehmen könne.

7.6. Hausstauballergie

Hausstauballergie aus schulmedizinischer Sicht

„Die Hausstauballergie zählt neben der Pollenallergie zu den häufigsten Allergien in Deutschland. Dem Deutschen Allergie- und Asthmabund e. V. zufolge leiden rund zehn Prozent der Gesamtbevölkerung Deutschlands daran. Doch wer konsequent Gegenmaßnahmen einleitet, kann die Beschwerden in vielen Fällen vermeiden oder zumindest deutlich reduzieren.

Was ist eine Hausstauballergie?

Häufig wird einfach nur von Hausstauballergie gesprochen. Streng genommen ist diese Bezeichnung aber nicht ganz exakt, denn eigentlich ist es nicht der Hausstaub an sich, der die Allergie auslöst. Vielmehr reagieren die Betroffenen auf ein Allergen, das sich vor allem im Kot der Hausstaubmilbe findet. Deshalb wird die Hausstauballergie korrekt als Hausstaubmilbenallergie bezeichnet

Nachdem die von den Milben ausgeschiedenen Kotbällchen ausgetrocknet sind, zerfallen sie in eine Vielzahl sehr kleiner Teilchen, die sich mit dem Hausstaub vermischen und mit ihm weitergetragen werden. Vor allem beim Bewegen von Textilien wie Bettdecken, Kissen, Matratzen, Polstern oder Teppichen sowie bei Zugluft kann allergenhaltiger Staub aufgewirbelt und mit der Atemluft inhaliert wird.

Am stärksten vermehren sich die Milben in den Monaten von Mai bis Oktober, während zu Beginn der Heizperiode der größte Teil von ihnen abstirbt, weil die relative Luftfeuchtigkeit in den Wohnräumen dann in der Regel zurückgeht. Die Beschwerden von Hausstaub-Allergikern sind dann am größten, weil sich bis dahin die maximale Menge an Milbenkot angesammelt hat.

Das Vorhandensein der Milben ist übrigens kein Zeichen mangelnder Hygiene, denn die mikroskopisch kleinen Tiere, die sich hauptsächlich von abgestorbenen Hautschuppen ernähren, gehören zu den natürlichen Mitbewohnern der häuslichen Umgebung des Menschen. Krankheiten werden durch sie nicht übertragen.

Die Diagnose einer Hausstauballergie und insbesondere auch die Abgrenzung zu anderen Allergien mit ähnlichen Symptomen erfolgen in der Regel auf der Grundlage einer ausführlichen Anamnese sowie eines anschließenden Allergietests.

Welche Symptome treten bei einer Hausstauballergie auf?

Die Symptome einer Hausstauballergie ähneln in mehrfacher Hinsicht denen des Heuschnupfens oder einer Erkältung. Jucken und Tränen der Augen, Kopfschmerzen, Halsschmerzen, Hustenreiz und Niesanfälle kommen bei Hausstaubmilben-Allergikern besonders häufig vor. Bei der Nasensymptomatik steht eher eine verstopfte Nase im Vordergrund.

Doch auch Hautreaktionen und - in schwereren Fällen - Atemnot sind typische Hausstauballergie-Symptome. Eine Hausstauballergie kann auch zu allergischem Asthma bronchiale führen, wobei Hausstauballergiker im Vergleich zu anderen Allergikern sogar überdurchschnittlich häufig von Asthma betroffen sind.

Da die Allergenbelastung im Bett meist besonders stark ist, machen sich die Symptome einer Hausstauballergie typischerweise in den Nachtstunden sowie morgens nach dem Aufstehen am stärksten bemerkbar, während sie zu anderen Zeiten und vor allem auch in einer anderen Umgebung möglicherweise gar nicht oder deutlich schwächer auftreten. Die Schlafqualität ist bei Hausstauballergikern oft beeinträchtigt, denn viele von ihnen schlafen relativ unruhig."[110]

Auch hier empfiehlt es sich auf Grund der Symptomvielfalt, eine Symptomdifferenzierung im Sinne der 5 biologischen Naturgesetze vorzunehmen und die genaue Ursache zu ermitteln.

Herr D. litt über 40 Jahre lang unter einer extremen (Haus-)Stauballergie. Er musste regelmäßig niesen und die Nase putzen und hielt deshalb auch sein Haus penibel rein und vor allem staubfrei. Nachdem er ein Seminar der 5 biologischen Naturgesetze besucht hatte fiel ihm ein, dass er als Kind öfter mal in den extrem staubigen und dreckigen Ruinen von Berlin gespielt hatte. Dabei erlitt er durch herabfallende Steine gleich dreimal eine Gehirnerschütterung und musste jedes Mal in ärztliche Behandlung. Aufgrund der Bewusstwerdung, dass ihm dies nicht mehr passieren kann, stoppte die Stauballergie augenblicklich. Danach konnte Herr D. sogar eine vollkommen verstaubte Garage fegen, ohne auch nur ein einziges Mal niesen zu müssen.[111]

Asthma aufgrund von Hausstaubunverträglichkeit / Stauballergie

(Erfahrungsbericht von I.M.)

Aufgrund von Schwangerschafts-Komplikationen wurde ich als Säugling 6 Wochen vor Geburtstermin mit einem Kaiserschnitt geholt. Anschließend verbrachte ich einige Zeit im Brutkasten. Die nächsten Jahre hatte ich mehrfach Atem-Notfälle, die als Lungenentzündung diagnostiziert wurden. In der Kindheit wurde mir irgendwann Asthma diagnostiziert und es wurde festgestellt, dass es im Zusammenhang mit Staubmilben steht. Tatsächlich habe ich oftmals mit Atemnot reagiert, wenn ich mit vermehrtem Staub in Kontakt kam (Räume mit Teppichboden, bestimmte Bettwäsche, ...) - und dann immer zum Asthmaspray greifen müssen. Die Intensität ist im Laufe der Jahre etwas gesunken und war seit dem Erwachsenenalter die letzten 10 Jahre stabil, also etwa 1-2 mal im Jahr eine Situation mit Atemschwierigkeiten im Zusammenhang mit vermehrtem Staub (erschwertes Einatmen, fiepen der Lunge beim Atmen, aber keine „Notfälle“ mehr).

Nach den 5BN handelt es sich bei den Staubmilben bei mir um eine Schiene, also einen verknüpften Begleitumstand während der ursächlichen konfliktiven Situation. Da diese im Säuglingsalter war, hat sie sich für mich nicht mehr rekonstruieren lassen. Vorstellbar wäre eine Situation im Brutkasten, wenn ich dort auf einem Fell gelegen hätte, in dem Staubmilben / Hausstaub zu finden ist; eine solche Situation ist üblicherweise bei einem Brutkasten aber nicht der Fall! Der empfundene Konfliktinhalt war ein Revierangst/Schreckangst-Konflikt die Bronchialschleimhaut entsprechend, da diese beim Kontakt mit der Schiene mit kurzer Aktivierung und rascher Lösung in der Reparaturphase stark anschwillt und zu der Atemnot führt.

Der starke Schwellungsprozess ist sowohl von der Reparaturphase der Bronchialschleimhaut sowie mit einem weiteren Programm, jenem der Nierensammelrohre; einem Programm des Alleingelassenseins-/Existenz-/Flüchtlingskonfliktes, welches aus gut verständlichen Gründen in dieser Situation der Hilflosigkeit mit der Atemangst hinzu aktiviert wird: Mit diesem Programm wird wegen der verstärkten Wasserrückresorption vermehrt Wasser an den Stellen von Reparaturprozessen eingelagert.

Mit diesen Informationen habe ich spontan mit meiner Schwester eine Blindlösung versucht, d.h. ohne die exakte ursächliche Situation zu kennen, habe ich mich absichtlich in eine starke Staubsituation begeben. In dem Falle bin ich unter das Bett gekrochen, wo sich sehr viel Staub angesammelt hatte. Dort habe ich kräftig eingeatmet. Gleichzeitig habe ich mir bewusst gemacht, dass der Staub keinerlei Gefahr mehr für mich darstellt, dass mich niemand bedroht oder in mein Revier eindringt (Schreckangst/Revierangst) und dass ich mittlerweile erwachsen bin und kein hilfloser Säugling mehr, der damals die bedrohliche Situation erlebt hat. Zur Sicherheit hatte ich das (schon Jahre abgelaufene) Asthmaspray parat. Allerdings kam es nicht mehr zur Atemnot und ich habe seit dieser Handlung (2013) keine Atemnot mehr gehabt. Die Staubmilben-Allergie bzw. Asthma-Diagnose hat sich daher durch diese einfache Maßnahme aufgelöst, alleine durch die Kenntnis der Zusammenhänge der 5BN und einer einfachen gezielten Handlung, um eine alte, gegenstandslose Schiene zu entkoppeln.

Aus diesen Fällen lässt sich deutlich erkennen, dass der (Haus-)Staub selbst die Schiene ist und man dazu keinen Milbenkot benötigt.

7.7. Sonnen- und Hautallergie

Ein 5-jähriges Mädchen war am Strand unter einem Sonnenschirm eingeschlafen. Als es wach wurde geriet es in Panik, da die Mutter plötzlich weg war (Trennungskonflikt). In der Phase der panischen Reaktion werden alle Begleitumstände wie Sonnenschirm, Wasser, Sonne, Sand, Sonnenmilch uvm. abgespeichert und fungieren von nun an als Auslöser für die „Sonnenallergie".[112]

Eine 45-jährige Frau litt seit ihrer frühen Kindheit an einer extremen Sonnenallergie. Egal wo sie den Sommer verbrachte, die Symptome starteten sobald es über 25 Grad hatte. Auch alle am Markt erhältlichen Mittel um Sonnenallergien vorzubeugen brachten keinen wirklichen Erfolg. Während des Besuches eines 5bN-Seminares fiel ihr der ausschlaggebende (im wahrsten Sinne des Wortes) Konflikt wie sie selbst sagte „wie Schuppen von den Augen". Im Alter von nur 5 Jahren ging sie ihren Eltern bei einem Venedig-Ausflug verloren. Mutterseelenallein und weinend vor Angst stand sie am Markusplatz. Erst nach Stunden wurde sie schließlich von ihren Eltern von einem Polizeiposten abgeholt.

Nachdem sie sich bewusst gemacht hatte, dass sie aufgrund ihrer Alters keine Angst mehr haben muss verloren zu gehen, konnte sie die Allergie ein für alle Mal lösen.[113]

Während die Schulmedizin Hautauschläge als plötzliche, an verschiedenen Körperstellen auftretende Exantheme bezeichnet, welche sich auf der Haut als Flecken, Bläschen oder Schuppen bemerkbar machen können, ist die

Definition im Sinn der 5bN wesentlich differenzierter.

Hier hat man festgestellt, dass die Ursachen von Veränderungen der Oberhaut immer mit einem Kontaktabriss, also einer Trennung, zu tun haben. Dabei sind in der Regel Menschen oder Tiere ursächlich beteiligt. Bei Kindern kann es sich allerdings auch um das Lieblingskuscheltier handeln.

Die verschiedenen Phasen einer Trennung zeigen sich auch auf verschiedene Arten:

Trockene, schuppige Haut weist dabei auf einen aktiven Trennungskonflikt hin. Man will aktuell von jemandem (nicht) getrennt werden.

Rote, entzündete, nässende Haut zeigt an, dass sich der Konflikt gerade gelöst hat, demnach die Trennung bereits verarbeitet wurde.

Rezidiviert ein solcher Konflikt, wiederholt er sich also, wird dieser schulmedizinisch als Sonnenallergie oder allergische Schmutzallergie, im schlimmeren Fall als Neurodermitis und im Extremfall als Schuppenflechte (Psoriasis) diagnostiziert.

Anmerkung zur Schuppenflechte

Geschätzte 30 Millionen Menschen leiden weltweit an Schuppenflechte, die schulmedizinisch als nicht heilbar gilt.

Auch im Kontext der 5bN stellt diese einen Ausnahmefall dar, da es sich hierbei um zwei überlagerte Trennungskonflikte handelt, bei denen man einerseits etwas festhalten und gleichzeitig weghaben will. Hierbei kommt es also zum gleichzeitigen Vorliegen eines aktiven Trennungskonfliktes mit einem gelösten Trennungskonflikt, die sich auf einem oder mehreren Hautarealen überlappen. Dadurch kommt es zu einer Schuppung (CA-Phase) auf rotem Grund (PCL-Phase).

Eine von vielen Möglichkeiten hierzu wäre, wenn man sich vom Partner, von dem man betrogen wurde einerseits am liebsten trennen würde obwohl man andererseits doch an ihm hängt.

Hier nun auch noch die schulmedizinischen Ansätze und Erklärungsversuche zum Thema Neurodermitis:

„Warum jemand an Neurodermitis erkrankt, ist nicht bis ins letzte Detail erforscht. Wissenschaftler haben bislang zwar viele verschiedene Gene identifiziert, die damit zu tun haben könnten. Doch das Erbgut alleine ist es nicht, das Kinder und Erwachsene ihre Haut aufkratzen lässt.

Das atopische Ekzem oder die atopische Dermatitis, wie Fachleute Neurodermitis nennen, tritt auch ohne erbliche Vorbelastung auf, daher muss es äußere Einflüsse geben. Bei vielen Menschen entwickelt sich die Erkrankung auch, wenn sie unter Stress stehen oder etwas Bestimmtes gegessen haben. Somit handelt es sich nicht um eine Erbkrankheit im klassischen Sinne.

Menschen mit Neurodermitis leiden unter ihrer eigenen Körperabwehr. Ihr überempfindliches Immunsystem reagiert auf alles Mögliche - nicht nur auf schädliche Eindringlinge, sondern auch auf Stoffe, die eigentlich harmlos sind, wie Blütenpollen oder Nahrungsmittel.

Neurodermitis bislang nicht heilbar

Meist haben die Betroffenen auch eine extrem trockene Haut, was vermutlich auf eine veränderte Zusammensetzung der Hautfette zurückzuführen ist. Die Schutzfunktion der Haut ist gestört, daher verliert diese viel mehr Feuchtigkeit als gesunde Haut. Allergene oder irritierende Substanzen können leichter eindringen, und das führt dann zu dem oft unerträglichen Juckreiz.

Zu den Dingen, die ein überempfindliches Immunsystem reizen und Neurodermitis auslösen können, gehören:

- Nahrungsmittel, Blütenpollen, Tierhaare, Kot von Hausstaubmilben
- Substanzen wie Tabakrauch, Parfüm, Konservierungsstoffe, Umweltgifte
- Stress und starke Emotionen, auch Freude oder Anspannung
- Bestimmte Textilien, zum Beispiel Wolle
- Schwitzen, falsche Reinigung der Haut
- Bestimmte berufliche Tätigkeiten, etwa in einem feuchten Milieu oder solche, bei denen der Betroffene mit viel Schmutz in Kontakt kommt

- Klimatische Faktoren wie extreme Kälte und/ oder Trockenheit, Schwüle
- Hormonelle Faktoren wie Schwangerschaft oder Menstruation

Neurodermitis ist keine Krankheit, die explizit Kinder befällt. Auch Erwachsene leiden unter der juckenden Haut, wobei die Haut bei ihnen eher schuppt, während sich bei Kindern nässende Ekzeme bilden. Unabhängig vom Alter müssen die Geplagten lernen, mit der Qual zu leben, denn **heilbar ist sie nicht**. Die Beschwerden lassen sich jedoch lindern - indem Sie die Auslöser meiden, die Haut entsprechend pflegen und Stress möglichst von sich fernhalten. Auch Medikamente können helfen.[114]

Die oben angeführte Sammlung an möglichen Symptomauslösern dürfte erkennen lassen, wie sehr sich die schulmedizinische Diagnostik auf reine Hypothesen und Vermutungen stützt.

Karin, ein rechtshändiges junges Mädchen im dritten Ausbildungsjahr zur Friseurin, kam wegen ihrer ständig wiederkehrenden Hautausschläge an ihren Handrücken zu mir. Einen Tag vor unserem Zusammentreffen kündigte sie ihren Job, da sie annahm, dass die Hautprobleme auf die scharfen Haarfärbeprodukte zurückzuführen wären. Die rechte Hand war stärker betroffen als die linke. Dies bestärkte sie in ihrer Annahme, da sie als Rechtshänderin mit der rechten Hand schließlich viel mehr Kontakt mit den scharfen Präparaten hatte.

Auf meine Frage, wann genau die Haut entzündet und gerötet ist meinte sie, dass dies immer dann auftritt, wenn sie arbeitete, also Wochentags. Am Wochenende wurde es immer „besser". Da eine Entzündung, wie bereits beschrieben, immer eine Lösungsphase erkennen lässt, fragte ich sie, wie sie ihre Wochenenden verbringen würde. Sie erzählte daraufhin, dass ihre Eltern getrennt leben und sie an den Wochenenden stets beim Papa wohnen würde. Offensichtlich war also, dass sie am Wochenende immer aktiv in einem Trennungskonfliktgeschehen war und am Sonntagabend nach der Rückkehr zur Mama in Lösung ging. Sie erzählte auch, dass sie sich mit der neuen Partnerin ihres Vaters absolut nicht verstehe und diese am liebsten weghaben wollte (Handrücken). Da auch der linke

Handrücken betroffen war, ist zu vermuten, dass dabei auch ihre Mutter oder eine Generalisierung eine Rolle gespielt haben könnte. Oder aber, dass sie mit den Handrücken ihren Vater und dessen Freundin auseinanderzubringen versuchte (lokales Empfinden).

Da die Wundheilung bereits ein fortgeschrittenes Stadium erreicht hatte, fragte sich sie, ob sich die Probleme mit der neuen Partnerin ihres Vaters inzwischen gelöst hatten. Darauf meinte Karin: „Ja, seit ca. 3-4 Wochen ist sie total nett, ich versteh mich jetzt echt gut mit ihr!"

Aufgrund dieses Umstandes, genügte alleine die Bewusstwerdung, um die Hautprobleme vollständig aufzulösen.

Hätte Karin einen anderen Beruf gehabt, hätte die medizinische Diagnose vermutlich „Neurodermitis" gelautet. In diesem Fall war es allerdings ein Leichtes, sich sogleich auf die Unverträglichkeit der Haarprodukte zu fixieren.

Während eines Seminarbesuchs in Deutschland saß ich eines Abends mit dem Hotel-Chef und einem ihm bekannten Ehepaar zusammen. Dabei kamen wir auch auf das Thema Neurodermitis zu sprechen. Die Frau erzählte, dass ihr Mann seit über 30 Jahren an Neurodermitis leide, die offensichtlich aufgrund eines Unfallschocks ausgelöst wurde. Ich erklärte ihr, dass Hautreaktionen (fast) immer auf Trennungskonflikte zurückzuführen sind. Dabei will man von jemandem getrennt oder nicht getrennt werden. Ich fragte daher nach, ob bei diesem Unfall jemand verletzt oder gar getötet wurde. Die Frau verneinte, meinte aber, dass es vielleicht auch die Angst vor seinem Vater (einem Polizisten) gewesen sein könnte. Schließlich hat er den Unfall als Führerscheinneuling in alkoholisiertem Zustand verursacht und es war dabei überdies ein Totalschaden am Auto entstanden. Nachdem ich herausgefunden hatte, dass der Mann Rechtshänder ist sagte ich ihm, dass die Hautprobleme wohl an der Außenseite seines rechten Armes begonnen haben müssen. Der Mann riss augenblicklich Mund und Augen auf und fragte mich völlig konsterniert, warum ich das wisse. Ich sagte, dass es ganz einfach wäre, da man auf diese Weise die Schläge des Vaters parieren würde.

Er erzählte daraufhin, dass er nach dem Unfall vor dem zertrümmerten Auto gestanden war und bereits Angst vor den zu erwartenden heftigen

Reaktionen seines strengen Vaters hatte.

Der Trennungskonflikt bezieht sich hierbei auf den Vater respektive darauf „von den Schlägen des Vaters getrennt werden wollen“.

Beispiele für Lösungsmöglichkeiten

1. Lebt der Vater noch?

Wenn nicht, genügt meist alleine schon die Bewusstmachung, dass der Vater einen nicht mehr verprügeln kann.

Wenn doch, genügt oftmals die Bewusstwerdung darüber, dass der Vater einen 50-jährigen nicht mehr verprügeln würde.

2. Hat man eine Schiene auf Alkohol?

Hier würde es vermutlich genügen, nie mehr in alkoholisiertem Zustand ein Fahrzeug zu lenken.

3. Hat man eine Schiene auf Polizisten?

Diese kann sich alleine durch die Bewusstwerdung lösen, dass man (normalerweise) von Polizisten nicht geschlagen wird.

Oder aber, man hat nichts getrunken, dann kann man sich dies bei ansichtig werden eines Polizisten bewusst machen.

Anmerkung

Allergische Hautreaktionen könn(t)en beispielsweise auch auftreten, wenn während eines Trennungskonflikts ein bestimmtes Schmuck- oder Kleidungsstück getragen wurde. Dieses kann während des Blitzeinschlags als Schiene abgespeichert werden und beim nächsten Anlegen entsprechende Lösungsreaktionen wie etwa Hautentzündungen verursachen (= etwas weg haben oder nicht weg haben wollen).

7.8. Fieberblase

Die Schulmedizin macht Allergien, das Herpes-simplex-Virus (HSV), ein schwaches Immunsystem und viele andere Faktoren für das Entstehen einer Fieberblase verantwortlich.

Bereits im Kindesalter wurde ich von meiner Mutter und Großmutter dazu ermahnt, den Rand eines fremden Glases vor dem Trinken zu säubern, da ich mich ansonsten anstecken oder mir eine Fieberblase holen könnte. Auch wurde mir gelehrt, dass man Menschen die eine Fieberblase haben nicht küsst, da man sich dabei infizieren würde.

Wie kommt es nun aber tatsächlich zu Fieberblasen, wenn es doch gar keine Ansteckung durch krankmachende Viren gibt und auch das Vorhandensein eines Immunsystems angezweifelt werden darf?

Die Epidermis (oberste Hautschicht) reagiert, wie bereits beschrieben, beim Trennungs-Konflikt „(Haut-)Kontakt haben wollen oder nicht haben wollen".

Oftmals ekelt man sich aus irgendeinem Grund, wenn man jemanden einen Kuss auf den Mund oder die Wange geben muss. Man möchte von diesem Hautkontakt am liebsten getrennt werden. Kaum ist der Kuss vorüber geht man auch schon in Lösung und diese zeigt sich dann unmittelbar darauf als „Fieberblase". Und zwar genau an der Stelle, an der man berührt wurde (Lippen, Nase, Wange etc.).
Natürlich kann so ein „getrennt-werden-wollen" Konflikt beispielsweise auch von einem schmutzigen Restaurant-Glas herrühren, aus dem man gerade getrunken und erst dann bemerkt hat, dass an diesem noch Reste vom Lippenstift eines anderen Gastes kleben. Hierbei hat man sich demnach gerade vom ekligen Glas getrennt und auch hier erfolgt unmittelbar darauf die Lösungsphase in Form einer Fieberblase.

Stellen Sie sich im Falle einer Fieberblase also folgende Fragen

- Was hat man mir als Kind über verunreinigte Gläser und der damit verbundenen Ansteckungsgefahr erzählt?
- Was hat man mir als Kind über die hochgradige Infektionsgefahr von Fieberblasen erzählt?

- Wen oder was habe ich mit der Stelle an der ich die Fieberblase habe gerade berührt.
  Wollte ich diese Berührung überhaupt?
- Habe ich jemanden durch unbedachte Worte verletzt? (Konflikt: etwas nicht gesagt haben wollen)

Anmerkung

Da sehr viele Themen am Verstand vorbei laufen und damit wissentlich gar nicht erfasst werden, kann es natürlich auch vorkommen, dass man einen verschmutzten Glasrand mal übersieht. Der Organismus kann jedoch auf Grund der implantierten Ansteckungsgefahr trotzdem konfliktiv reagieren und daraus wiederum eine Fieberblase resultieren.

7.9. Tierhaarallergie

Die schulmedizinische Erklärung für eine „Tierhaarallergie" ist die allergische Reaktion auf Schweiß, Talg, Urin und eiweißhaltige Stoffe die von bestimmten Tieren (Katzen, Hunden, Meerschweinchen etc.) ausgeschieden werden.[115]

Laut biologischem Verständnis sind Tierhaarallergien allerdings, wie bereits ausgeführt die Lösung eines Problems, welches dadurch entstanden ist, dass man ein Tier unter dramatischen Umständen (aus den Augen) verloren hat.

Erkennbar ist dies oftmals auch daran, dass Tierhaarallergien mit entzündlich geröteten Augen oder auch geschwollenen Augenlidern einhergehen.

Eine Katzenallergikerin wurde mittels hypnotischer Regression (Rückschau im jetzigen Leben) zum Auslöser ihres Problems zurückgeführt. Plötzlich begann sie schwer zu atmen und sah nur noch schwarz vor ihren Augen. Nachdem sie angewiesen wurde, sich alles von außen als Beobachterin anzusehen, sah sie sich selbst als 5-jährige in ihrem Bett liegen. Ihre Katze hatte es sich auf ihrer Brust bequem gemacht und bedeckte dabei Mund und Nase des schlafenden Kindes. Sie hatte dadurch offensichtlich

„Angst zu ersticken", erwachte automatisch und entfernte die Katze von ihrem Oberkörper.

Alleine durch die Bewusstmachung, dass sie ein inneres „Alarmsystem" hat, dass sie vor dem Ersticken geschützt hat und dieses auch weiterhin auf sie achtgeben wird, konnte die Klientin die Katzenallergie auflösen.

Interessant war, dass die allergische Reaktion nicht bloß durch die Anwesenheit einer Katze ausgelöst wurde, sondern nur dann, wenn sie diese hochhob und an die Brust nahm.

Eine Frau mit Tierhaarallergie wurde befragt, ob sie eine Katze oder einen Hund auf tragische, unerwartete Weise verloren hätte und erzählte daraufhin die Geschichte, wie ihr geliebter kleiner Hund vor ihren Augen, von einem Auto überfahren wurde und noch am Unfallort qualvoll und winselnd verstarb. Die Frau reagierte ab diesem Zeitpunkt nicht nur auf kleine Hunde „allergisch" sondern auch auf Katzen die ihrem Hund in Größe und Farbe ähnelten.

Daher ist es auch möglich, dass Menschen mit Tierhaarallergie auf Tiere die sich deutlich unterscheiden, also wesentlich kleinere oder größere oder auch hellere oder dunklere Tiere gar keine allergischen Reaktionen zeigen.

Wie beispielsweise die Frau eines Bekannten. Dieser war aufgefallen, dass sich bei der Anwesenheit von weißen Katzen keinerlei allergische Symptome zeigten.

Frage

Wenn aber Tier(haar)allergien doch, wie bereits erwähnt, laut Schulmedizin allergische Reaktionen auf bestimmte Stoffe, die von Tieren ausgeschieden werden sein sollen, dann stellt sich an dieser Stelle folgende Frage:

Haben weiße Katzen andere Schweiß-, Talg- oder Urinkonsistenzen?

Frau S. hatte ebenfalls eine „Katzenallergie". Als auch bei ihr nachgefragt wurde, ob sie eine Katze oder ein anderes Tier auf dramatische Weise verloren hätte, erzählte sie aus ihrer Kindheit. Sie hatte eine Lieblingskatze, die eines Tages verschwunden war. Nach einiger Zeit wurde die Katze, bereits halb verwest, von ihr selbst im Straßengraben gefunden. Sie war zu diesem Zeitpunkt ganz alleine und empfand diese Situation als extrem dramatisch.

Stirbt das Lieblingstier eines Kindes, erleidet dieses oftmals einen schweren Schock. Um den Trennungsschmerz zu lindern besorgen die Eltern dem leidenden Kind dann mitunter ein Ersatztier. Natürlich wird dabei meist auch darauf geachtet, dass das neue Tier dem verstorbenen möglichst ähnlich sieht. Löst das Kind nun den erlittenen Trennungskonflikt reagiert es möglicherweise mit einer Bindehautentzündung (das Unterbewusstsein meint dann „Mein Lieblingstier ist wieder hier!“). Stellt ein Arzt nun eine Tierhaarallergie fest, wird dem Kind das Ersatztier selbstverständlich wieder weggenommen, da es ja schließlich jetzt „allergisch“ auf Tierhaare ist. Dadurch erleidet das Kind natürlich einen neuerlichen Trennungs-Konfliktschock!

Ein anderes Beispiel für Tier(haar)allergie

Der geliebte Hamster der 13-jährigen Nicole wurde von der Hauskatze gefressen. Dabei erlitt sie einen schweren Schock und reagierte mit Weinkrämpfen. Ab dieser Zeit litt Nicole jahrelang an allergischen Reaktionen auf Katzen, da diese offensichtlich als Schiene abgespeichert wurden („Alarm! Katze im Anmarsch! Bring deinen Hamster in Sicherheit!“). Nachdem sich die mittlerweile 19-jährige bewusst gemacht hatte, dass sie keinen Hamster mehr besitzt und sich dieser Vorfall daher nicht wiederholen kann, ging sie in Lösung. In den darauffolgenden Wochen schlief die Hauskatze bei ihr im Bett und lag dabei sogar zeitweise auf ihrem Gesicht ohne, dass sich erneut allergische Reaktionen gezeigt hätten.

Achtung

Beim vorangeführten Beispiel handelt es sich nicht um eine Kurzzeitlösung („Die Katze ist wieder hier!“) wie bei „klassischen“ Katzenallergien als Folge eines Trennungskonflikts, sondern um die Kurzzeitaktivierung eines Witterungskonflikts („Gefahr! Katze im Anmarsch!“).

Aus den angeführten Beispielen lässt sich daher erkennen, dass es IMMER ein hochdramatischer Verlustkonflikt war, der letztendlich zur „Tier(haar) allergie“ geführt hatte.

Auch Schweiß, Talg, Urin und andere von einem Tier abgesonderte Stoffe können daher nur dann allergische Reaktionen auslösen, wenn sie im ursächlichen Konfliktschock als Schiene abgespeichert wurden.

7.10. Medikamentenallergie

Im schlimmsten Fall kann die Einnahme von Medikamenten zu diversen Unverträglichkeiten, wie beispielsweise Magen-Darm-Reaktionen und anderen Symptomen führen. In einem solchen Fall wäre abzuklären, ob es sich bei den Abwehrreaktionen um eine Aktivität der „Giftwarnzentrale" des Körpers handelt oder aber das eingenommene Medikament deshalb Reaktionen auslöst, da es - wenn auch unbewusst - mit einem früheren Konflikt in Verbindung steht.

Speziell in früheren Jahren wurden kranke Kinder oftmals von den Eltern isoliert und erlitten dabei Trennungskonflikte, bei denen sich bestimmte Medikamente als Schiene abgespeichert haben.

So zeigt ein Wiener Dermatologe auf seiner Homepage ein Foto einer Patientin, die nach Medikamentengabe mit einer etwa handtellergroßen Rötung im Bereich des Gesäßes reagierte. Hierbei soll es sich um eine medikamentöse Typ-I Reaktion in Form einer Urticaria (Nesselsucht) handeln.

Die Frage welche sich mir bei der Betrachtung des Fotos spontan stellte war, warum reagiert die Patientin gerade und nur an dieser Stelle mit Nesselsucht und nicht am ganzen Körper?

Ist es nicht so, dass im Besonderen Babys und Kleinkinder dort gehalten werden, wenn sie hochgehoben und in den Arm genommen werden?

Penicillin-Allergie

Hatte man in früheren Jahren Scharlach, wurde man in Quarantäne gesteckt, da diese Krankheit als hochansteckend galt. Die Therapie bestand aus Penicillingaben.

Ich selbst hatte diese „Krankheit" als ich ca. 3 Jahre alt war.

Die spärlichen Besuchszeiten, deren Einhaltung von den Krankenschwestern strengstens überwacht wurde, verbrachten meine Eltern und ich, aufgrund der Ansteckungsgefahr, durch eine Glasscheibe getrennt. Sie davor, ich dahinter. Noch heute kann ich mich an das Bild erinnern, wenn meine Eltern am Ende der Besuchszeit wieder gehen mussten, mir den Rücken zukehrten und ihre Körper mit zunehmender Entfernung immer kleiner wurden. Dabei quollen uns dreien dicke Tränen über die Wangen.

10 Jahre später

Eines Tages bekam ich furchtbare Zahnschmerzen. Als ich es kaum noch aushalten konnte, brachte mich mein Vater zum Zahnarzt. Der Arzt diagnostizierte nach der Auswertung der Röntgenaufnahmen eine Zahnwurzelentzündung und gab mir daraufhin erst mal eine Penicillin-Injektion, welche die Entzündung bekämpfen sollte.

Schon bei der Heimfahrt bemerkte ich, dass ich mich nicht sonderlich wohl fühlte. Daheim angekommen hatte ich bereits einen Hautausschlag und Fieber, worauf mein Vater beim Zahnarzt anrief und ihm meine Symptome schilderte. Der Arzt meinte, dass die Reaktionen auf eine Penicillinallergie schließen lassen und verabreichte mir daraufhin ein Gegenmittel.

Heute ist mir bewusst, dass ich das Penicillin während des damaligen Krankenhausaufenthalts als Schiene zum Trennungskonflikt mit meinen Eltern abgespeichert hatte. Beim Zahnarztbesuch und während der Verabreichung der Injektion stand mein Vater allerdings neben mir und berührte mich sogar an der Schulter. Dabei wurde offensichtlich der Trennungskonflikt von damals gelöst und es zeigten sich unmittelbar darauf typische Lösungsreaktionen (Hautausschlag und Fieber).

Es scheint daher nicht von ungefähr zu kommen, dass die Penicillinallergie als zunehmend rückläufig gilt, da die Zeiten, in denen Kinder in Spitäler gesteckt und isoliert werden Gott sei Dank weitgehend der Vergangenheit angehören.

Die Meinung der Schulmedizin:
„Schuld sind Streptokokken

Scharlach wird durch eine spezielle Art von Bakterien verursacht, die Streptokokken. Sie verursachen Symptome wie Halsschmerzen, Fieber, Schüttelfrost, Unwohlsein, Bauchschmerzen und Erbrechen. Allerdings sind die Krankheitszeichen nicht bei jedem Betroffenen gleich stark ausgeprägt."[116]

Quelle: https://www.jameda.de/gesundheit/kinder-baby/mit-penicillin-gegen-scharlach, abgefragt am 20.07.2017

Frage

Könnte es sein, dass die Streptokokken nicht die Auslöser für den „Brand" sind, sondern lediglich die Feuerwehr, die diesen bekämpft?

Noch ein paar Worte zur Isolierung

Offensichtlich dürften die bei vielen Krankheiten mittlerweile als weitgehend unnötig erachteten Quarantänemaßnahmen eine Vielzahl an bleibenden Reaktionen verursacht haben. So hatte beispielsweise einer meiner Klienten als Folge der damaligen Traumatisierung eine Neurodermitis. Auch er konnte sich noch ganz genau an die dramatischen Szenen erinnern die sich abspielten, wenn seine Eltern ihn nach Ablauf der Besuchszeit, wieder verlassen mussten.

Ein weiteres Beispiel hierzu wären die unterschiedlichen Reaktionen auf Chemotherapien. Während sich bei manchen Patienten keinerlei Auswirkungen zeigen, da sie meinen, es wäre die einzige Chance ihr Leben zu retten, reagieren andere mit extremer Übelkeit und Erbrechen, da sie, wenn auch nur unbewusst glauben, dass ihr Körper durch die Chemogabe vergiftet wird.

7.11. Allergene

Im schulmedizinischen Kontext liest sich die Definition zu den Allergenen wie folgt

„Als **Allergene** bezeichnet man Substanzen, die beim Kontakt mit dem Organismus von dessen Immunsystem als fremd erkannt werden. Üblicherweise wird gegen solche Substanzen eine Immunreaktion eingeleitet, die das Krankheitsbild einer Allergie hervorrufen."[117]

Aus diesem Grund wurde im Dezember 2014 eine EU-weite Verordnung in Kraft gesetzt, welche die Kennzeichnungspflicht von 14 Allergenen vorschreibt.

Die nunmehr kennzeichnungspflichtigen Allergene sind

- Glutenhaltige Getreide, namentlich Weizen (wie Dinkel und Khorasan-Weizen), Roggen, Gerste, Hafer oder deren Hybridstämme
- Krebstiere wie Krebse, Garnelen, Krabben, Hummer etc.
- Eier
- Fisch
- Erdnüsse
- Soja
- Milch (einschließlich Laktose)
- Schalenfrüchte, namentlich Mandeln, Haselnüsse, Walnüsse, Kaschunüsse, Pecannüsse, Paranüsse, Pistazien, Macadamianüsse, Queenslandnüsse
- Sellerie
- Senf
- Sesamsamen
- Schwefeldioxid und Sulfite (ab 10 mg pro kg oder l)
- Süßlupinen
- Weichtiere (zum Beispiel Schnecken, Muscheln, Tintenfisch etc.)[118]

Walnuss-Allergie

Frau S. machte sich gemeinsam mit ihrer Schwester an den Nüssen der Nachbarin zu schaffen. Da dies strengstens verboten war, gab es nachdem sie ertappt wurden, von ihrer Mutter eine ordentliche Tracht Prügel. Dabei meinte diese, dass sie es ihnen schon austreiben werde an die Nüsse der Nachbarin zu gehen, auch wenn sie sie totschlagen müsse.

Offensichtlich speicherte Frau S. die Nüsse ab diesem Zeitpunkt als Schiene ab, denn fast 50 Jahre litt sie, aufgrund der fürchterlichen Schläge und der Todesdrohungen, unter schmerzhaften Aphthen, wenn sie Nüsse aß. Als ihr der Zusammenhang bewusst wurde, genügte es sich bewusst zu machen, dass sie nun als erwachsene Frau von ihrer Mutter keine Schläge mehr zu erwarten habe und überdies die Nachbarin schon vor langer Zeit gestorben war.[119]

Eier-Allergie

Angela, eine Seminarteilnehmerin hatte beim Verzehr von Eiern stets Magenschmerzen. Natürlich vermied sie es in Folge Eier oder daraus gewonnene Erzeugnisse zu essen. Die Beschwerden traten ca. zwei Monate vor unserer Intervention das erste Mal auf. Das einzige dramatischere Ereignis in dieser Zeit war, dass ein Fuchs in den Hühnerstall ihrer Schwester eingebrochen war und alle Hühner gerissen hatte. Die Frage, ob es ihre Hühner waren die gerissen wurden, verneinte sie. Ebenso die Frage, ob sie durch oftmaliges Füttern einen besonderen Kontakt zu den Hühnern aufgebaut hatte.

Um den tatsächlichen Auslöser zu finden – welcher im normalen Wachbewusstsein nicht zugänglich war – wurde Angela von mir mittels Regression (Rückführung im jetzigen Leben) zum ursächlichen Zeitpunkt zurückgebracht.

Sie sah sich gemeinsam mit ihrer Schwester im Alter von ca. 10 Jahren. Stets für „Bubenstreiche“ aufgelegt, hatten sie gerade das Nachbarhuhn „entführt“ und es in den Wald verschafft. Der Schwester kam die Idee das Huhn an einen Baum zu binden und es seinem Schicksal zu überlassen. Nun entbrannte ein Streit zwischen den beiden, da Angela der Meinung war, dass sie das in keinem Fall tun sollten. Allerdings setzte sich die Schwester durch und das Huhn wurde schlussendlich zurückgelassen. Wie es scheint reagierte Angela damals mit einem Ärgerkonflikt, die Magenschleimhaut betreffend. Diese gehört zum inneren Hautschema und reagiert daher in der aktiven Phase hypersensibel. Offensichtlich wurde damals der Trigger (= Schiene) für die jetzige Reaktion gesetzt, denn Angela wurde plötzlich bewusst, dass das zurückgelassene Huhn vermutlich auch vom Fuchs gerissen worden war.

Zur Konfliktlösung wurde ein Ritual durchgeführt. Angela, traf sich mit dem

Huhn auf einer von ihr visualisierten Wiese. Dort entschuldigte sie sich für ihre Tat und sagte dem Huhn auch, dass sie so etwas nie mehr gemacht habe und auch nie mehr machen würde.

Als wir eine Stunde später zum Essen gingen, bestellte sie sich einen Haus-Toast mit einem riesengroßen Spiegel-Ei darauf. Sie hatte weder während dem Essen noch danach irgendwelche Probleme. Auch das am nächsten Tag verzehrte Frühstücks-Ei machte ihr keinerlei Probleme.

Aus meiner Sicht müsste die Liste der Allergene um ein weiteres ergänzt werden. Nämlich um das heimtückische Gewächs „Ingwer". Kann Ingwer doch tatsächlich schlimme Schmerzen verursachen.

Meine eigene Erfahrung

Vor ein paar Jahren war ich Referent bei einem Seminar in der Steiermark. Eine der Teilnehmerinnen brachte täglich frisch gekochten Tee mit, den sie selbst zubereitete und dabei die verschiedensten selbstgepflückten Kräuter und andere Ingredienzen verwendete. Der Tee schmeckte tatsächlich sehr, sehr lecker. Am vierten Tag jedoch tat sie Ingwer, eine Zutat die so gar nicht nach meinem Geschmack ist, in den Tee. Nachdem ich gekostet hatte, hätte ich den Tee am liebsten wieder in die Tasse zurück gespuckt. Leider verbot mir die „Etikette" dies auch tatsächlich zu tun. Schlimmer war aber noch, dass ich die Tasse ja schließlich auch leer trinken musste. Bereits kurz nachdem ich endlich den letzten Schluck getan hatte bemerkte ich ein Bläschen an der rechten unteren Seite meines Gaumens (= Partnerseite) und später bekam ich auch noch Schmerzen im Mundbereich. In der Folge entstand in meinem Mund eine schmerzende Aphthe die mich noch tagelang an das Seminar und den Ingwertee erinnern sollte.

Anmerkung

Hätte ich ohne Rücksicht auf meine soziale Stellung den Tee gleich nach dem ersten Schluck wieder ausgespien, hätten sich mit Sicherheit keinerlei Reaktionen gezeigt.

7.12. Allergien vorbeugen

Man kann im Verständnis und Wissen der 5 biologischen Naturgesetze demzufolge Allergien nicht vorbeugen, da kein Mensch (und Tier) in der Lage ist einen unerwarteten, dramatischen Konflikt vorherzusehen.

Was man allerdings kann ist, die Schienen (Begleitumstände), die sich während der Konfliktschocks eingebrannt haben so weit wie möglich zu meiden um Rezidive zu verhindern. Dazu muss man sich allerdings zuerst der Auslöser bewusst werden.

7.13. Überprüfungen

An dieser Stelle werden nochmal Anregungen gegeben, wie man die aufgestellten Thesen auf einfachem Wege überprüfen kann.

7.13.1. ***Entzündete Augen, Hautjucken***

Wenn man sich schneidet (Blitzeinschlag = kurze CA-Phase) und die Wunde im Anschluss abzuheilen beginnt, ist sie vorerst meist etwas entzündet und gerötet (PCL-A-Phase). Hat sich eine Kruste gebildet beginnt die heilende Stelle zu jucken und im Anschluss fällt die Kruste ab (PCL-B-Phase).

Man kann daher davon ausgehen, dass Entzündungen und Juckreiz im und am Körper immer eine Lösungsphase anzeigen.

Ein weiteres Indiz dafür ist, dass auch nach einer Verbrennung als unmittelbare Reaktion eine Hautrötung, also Entzündung auftritt.

7.13.2. ***Schwellung***

Stößt man sich mal heftiger den Arm, war der Stoß selbst die aktive Phase (CA). Die daraus mitunter resultierende Schwellung ist demnach bereits die Lösung (PCL-A-Phase). Daher sind alle im und am Körper stattfindenden Schwellungsprozesse stets Lösungsphasen.

7.13.3. ***Schnupfen***

In der aktiven Phase ist die Nasenschleimhaut vorerst sehr trocken (CA).

Nach Lösung schwillt die Nasenschleimhaut an und die Nase ist verstopft

(PCL-A-Phase - hier kann man wieder erkennen, dass Lösungsphasen im ersten Zeitraum immer mit Schwellungen verbunden sind), danach kommt die Niesphase und die Nase beginnt zu laufen (PCL-B-Phase).

7.13.4. ***Niesen***

Wenn man niesen muss sollte man überlegen, was unmittelbar vorher geschehen ist. Es handelt sich beim Niesen immer um die Lösung eines sogenannten „Stinke- oder Witterungs-Konflikts" (Epi-Krise). Das heißt, es war unmittelbar davor eine Situation die einem nicht unter die Nase gegangen ist, in der einem also sprichwörtlich „etwas gestunken hat" oder man jemanden/etwas gesucht hatte (CA-Phase).

Apropos Niesen (und Blutdruck)

Beim Niesen entweicht die Luft mit orkanartigen Spitzenwerten von bis zu 160 km/h und erreicht dabei einen systolischen (oberen) Blutdruckwert von über 400 mmHg.

Dazu ist auch die Entwicklung des Blutdruckwertes interessant. Während die Faustregel früher besagte, dass ein optimaler Blutdruck 100 + Alter sei -dabei durfte also ein 70-jähriger einen systolischen Wert von 170 haben-, wurde dieser im Laufe der Zeit auf 140/90 mmHg revidiert.

In diesem Zusammenhang meldete eine bekannte österreichische Tageszeitung am 23.11.2017, dass die US-Herzgesellschaft die Grenzwerte nun wieder deutlich verschärft hat. Als krank gilt man nun bereits ab einem Wert von 130/80 mmHg. Das bedeutet, dass ab sofort um 10 Prozent mehr Österreicher an Bluthochdruck leiden, als bisher (bis dato 2 Millionen).

Dazu eine Frage:

Wem würde es nützen, wenn ein Autohersteller die Serviceintervalle seiner Fahrzeuge heruntersetzen würde? Dem Endverbraucher, der bisher wunderbar mit diesen Intervallen auskam? Dem Autohersteller?

In Anbetracht dessen, dass also beim Niesen Blutdruckwerte jenseits von 400 mmHg erreicht werden ist es verwunderlich, dass man bei einer Grippe (=Lösungsphase eines Stinke-/Witterungskonfliktes) und den damit verbundenen Niesattacken nicht schon prophylaktisch Blutdruckblocker verabreicht.

7.13.5. ***Übelkeit und Erbrechen***

Hat man eine kurze Übelkeit mit anschließendem pumpendem Erbrechen, hatte man zuvor etwas gegessen oder getrunken, das vom Organismus als „giftig“ eingestuft wurde. (=Stammhirn/Entoderm = Brockenkonflikt).

Haben Sie schon mal eine Katze beobachtet, die gerade erbricht?

Diese würgt das unverdauliche Fell der zuvor gefressenen Maus wieder heraus. Genau dieses würgende, pumpende Erbrechen tritt auch beim Menschen auf.

Hat man eine mitunter länger anhaltende Übelkeit und dabei schwallartiges Erbrechen hatte man davor einen (Revier-) Ärgerkonflikt (oder Identitätskonflikt). (=Großhirnrinde/Ektoderm).

Hier handelt es sich also um ein Erbrechen, das sich sehr schnell entlädt.

8. Coaching bei Allergien

Beim Allergiecoaching gilt es drei große Herausforderungen zu meistern

1. den Urauslöser zu finden
2. die verschiedenen Symptome zu differenzieren und
3. das richtige Tool zu wählen um die Allergie tatsächlich aufzulösen.

In diesem Abschnitt möchte ich nun Tipps und Anregungen geben mit welchen effizienten Techniken Allergien gelöst werden können. Einige Tools werden dazu auch detailliert dargestellt, andere wiederum (wie beispielsweise das Thema „Familienstellen“) werden dabei lediglich erläutert, um einen kurzen Einblick zu erhalten, da eine vollständige Wiedergabe der Vorgehensweise den Rahmen dieses Buches sprengen würde.

8.1. Warnhinweis

Lösungen, welche die Atemwege (mit-)betreffen können immer dann kritisch verlaufen, wenn gleichzeitig ein Syndrom der Nierensammelrohre vorliegt. Dabei kann es zum Anschwellen der Atemwege und damit verbundenen Erstickungsanfällen kommen!

Daher ist an dieser Stelle von Lösungsversuchen abzuraten, wenn man nicht ausreichend mit den Kenntnissen der 5bN betraut ist.

8.2. Anamnese

*8.2.1. **SUD - Subjective Units of Distress***

Bevor man an die Suche nach dem Ur-Auslöser für eine „allergische Reaktion“ herangeht, sollte man seinen Patienten oder Klienten die Höhe der physischen und psychischen Belastung bewerten lassen.

Der Patient sollte dabei eine Belastungsbewertung zwischen 1 und 10 abgeben.

1 - das Problem belastet mich nur unwesentlich

10 - das Problem belastet mich sehr stark

Auf diese Weise hat man während und nach der Veränderungsarbeit einen Überblick über die tatsächlich erzielte Wirkung. Idealerweise sollte die Bewertung nach der Behandlung mit „0“ ausfallen. Allerdings kann man anhand dieser Skala auch ersehen, ob noch weitere Interventionen oder Behandlungen erforderlich sind.

8.2.2. ***Präzisieren***

Durch die nachfolgenden Fragestellungen erhält man einen Überblick über die mit der Problematik verbundenen konkreten Gefühle und Emotionen respektive über das genaue Geschehen.

Wann genau spürst du was genau, wie genau und wo genau?

Wobei man hier zwischen Emotion und Gefühl genauestens unterscheiden sollte. Trauer beispielsweise ist kein Gefühl, sondern lediglich eine Emotion. Wichtig ist, was genau der Patient spürt, wenn er traurig ist, also diese bestimmte Emotion hat. Ist es ein Druck, ein Stechen, ein Ziehen, ein Brennen...? Gefühle sind demnach immer etwas, das man körperlich spüren und auch lokalisieren kann. „Meine Nase läuft ständig!“ Ist demzufolge ebenso wenig ein Gefühl, sondern maximal ein Geschehen.

Die Frage nach dem Geschehen lautet demnach:

Wann genau geschieht was genau und wie genau?

Bei einer laufenden Nase kann beispielsweise zwischen weißlichem, klarem und gelbem Ausfluss unterschieden werden, was für einen geübten Anwender der 5bN einen erheblichen Unterschied macht und den konfliktiven Inhalt extrem einzugrenzen vermag.

Ebenso wichtig erscheinen Fragen nach „vererbten“ Allergien und nach bereits absolvierten Allergietests und Allergiediagnosen, da manche Patienten natürlich im Glauben leben eine Allergie geerbt zu haben oder diese auch einfach durch ärztliche Diagnosen implantiert bekamen.

8.3. Urauslöser finden

Zumeist kann es sich schwierig gestalten den Urauslöser für eine Allergie zu entschlüsseln, da dieser mitunter Jahre oder gar Jahrzehnte zurückliegen kann. Durch verschiedene Techniken und gezielte Interventionen ist es allerdings auch hier möglich, diesen auszuforschen.

8.3.1. *Regression*

Oftmals kann man den Urauslöser für eine Allergie mittels Regression ausfindig machen. Dabei handelt es sich um eine, im hypnotischen Zustand, durchgeführte Rückschau im aktuellen Leben des Patienten/Klienten, bei der dieser vergangene Lebensabschnitte wiedererlebt und auf diese Weise schlussendlich auch die urauslösende Situation wieder erinnern kann.

8.3.2. *Spontanerinnerung*

Da Allergien, wie bereits erwähnt, oftmals Jahre oder gar Jahrzehnte am Laufen sind, ist es meist schwierig sich an die auslösende Situation zu erinnern. Die Spontanerinnerung ist ein Tool mit dem man den Urauslöser zumeist sehr rasch ausfindig machen kann.

Dabei ist es wichtig den Patienten/Klienten dazu anzuhalten auf gestellte Fragen ganz rasch und ohne langes Überlegen zu antworten.

1. Finden wir das auslösende Ereignis, das im Zusammenhang mit den allergischen Reaktionen steht vor, während oder nach der Geburt? - Was ist der erste Gedanke?
2. Welches Alter fällt dir spontan ein? - Was ist der erste Gedanke?
3. Ich zähle gleich von 1 bis 3, dann ist ein Bild, eine Information oder irgendein Gedanke dazu da...1, 2, 3, JETZT

8.4. Allergien löschen

Es gibt natürlich unzählige Tools die man heranziehen kann um Allergien zu löschen respektive soweit herunter zu transformieren, dass sie sich nicht mehr störend auswirken. Daher stellen die hier aufgezeigten Techniken nur einen kleinen Auszug aus der breiten Palette der Lösungsmethoden und somit keineswegs den Anspruch auf Vollständigkeit dar.

8.4.1. *Bewusstwerdung*

Oftmals ist es relativ simpel eine vielleicht schon seit vielen Jahren laufende Allergie aufzulösen, da diese (wie bereits im Punkt Selbst-Reaktivierung erläutert) mitunter nur noch der - wenn auch unbewusste - Glaube an deren lebenslange Existenz am Laufen hält.

Dies beispielsweise, wenn der Umstand der zur Allergie geführt hat längst gelöst ist, man jedoch immer noch glaubt allergisch zu sein oder tatsächlich noch allergisch reagiert.

Beispiel

Wurde jemand von seinem Vater unter der Androhung „ich schlage dich tot" verprügelt, während ein naher Nussbaum blühte, dann wurde der blühende Baum als Begleitumstand im Unterbewusstsein abgespeichert. Die Allergie ist daher ab diesem Zeitpunkt immer dann und solange aktiv, solange die Nussbäume blühen. Ist der Vater jedoch bereits verstorben oder schon derart gebrechlich, dass es ihm nun gar nicht mehr möglich wäre den Sohn tot zu prügeln, ist der Ur-Konflikt, nämlich die Angst, der Vater könnte sein Vorhaben tatsächlich wahr machen, bereits längst gelöst. Macht sich der „Allergiker" nun bewusst, dass ihm eine solche Situation mit seinem Vater gar nicht mehr passieren kann, löst sich mit an Sicherheit grenzender Wahrscheinlichkeit die Schiene auf blühende Nussbäume und damit auch die Allergie selbst auf.

Der nachfolgende Klientenfall zeigt auf eindrucksvolle Weise, wie Lösungen durch einfache und gezielte Bewusstwerdung erwirkt werden können.

Allergie auf Äpfel

(Klientenbericht v. I.M.)

„Eine junge Frau konnte seit vielen Jahren keinen Apfelsaft mehr trinken und keine Äpfel mehr essen, da sie in direkter Folge mit Durchfall reagiert hat.

Auch ohne damalige Kenntnis der 5BN sah sie einen direkten Zusammenhang zu einem Ereignis, seit dem die Allergie bestand:

Als Schülerin war sie zum Schüleraustausch eine Woche in Frankreich bei einer sehr armen Familie. Dort musste sie an einem Tag Apfel-Püree essen, der in ihrer Anwesenheit aus Fallobst-Äpfeln mit Würmern hergestellt wurde, wovor sie sich ekelte. Sie startete das SBS der Motorik des Darms, da sie diese Mahlzeit von ihrem Gefühl so schnell wie möglich wieder loswerden musste. Sie reagierte daher mit akutem Durchfall. Die Äpfel, besonders in verarbeiteter Form wie Püree oder Saft, sind seitdem eine Schiene, die kurze Zeit später zu Durchfall führt.

Zur Lösung der Schiene/Allergie haben wir folgende Handlung ausgeführt: Sie hat sich selber einen Apfel ausgesucht, ihn geschnitten und sichergestellt, dass kein Wurm enthalten ist. **Sie hat sich klar gemacht, dass dieser Apfel mit der Situation von damals nichts mehr zu tun hat und der Apfel ihrem Körper gut tut und nicht schadet.**

Seitdem isst sie seit 5 Jahren wieder sehr gerne und ohne Probleme Äpfel und Apfelmus und trinkt ebenfalls immer wieder Apfelsaft. Einmal im Jahr kommt es etwa noch vor, dass sie von Apfelsaft ganz leichte Durchfall-Erscheinungen hat. Hier scheint noch eine weitere Schiene vorhanden zu sein, die in Kombination mit dem Apfelsaft das SBS startet - da es sich aber um Ausnahmefälle ohne jede Dramatik handelt, hat sie sich noch nicht auf die Suche nach dieser begeben.“

8.4.2. ***NLP***

NLP beinhaltet eine Vielzahl an Veränderungstools, mit denen man schnelle und dauerhafte Lösungen bei einem Patienten erwirken kann.

Definition

Das Akronym NLP ergibt sich aus folgenden Begriffen:

- **N**euro

  Betrifft unsere 5 Sinne, und deren Steuerung über Gehirn und Nervensystem.

- **L**inguistisches

  Bezeichnet den Einfluss der Sprache auf die Erfassung der Welt sowie auf menschliche Veränderungen.

- **P**rogrammieren

  Gelernte erwünschte und unerwünschte Programme, also Denk- und Verhaltensweisen, können systematisch verändert oder zumindest verbessert werden. Dadurch kann erwünschtes und konstruktives Verhalten erreicht werden.[120]

Zwischenmenschliche Prozesse laufen zu jeder Zeit auf verbaler (Worte, Sätze) und nonverbaler (Bilder, Bewegungen, Gesten) Ebene ab. Die Gewichtung liegt dabei auf dem Empfangen der Botschaften, also darauf was der Empfänger versteht bzw. verstehen kann und will. NLP stellt dazu die Frage, wie die Kommunikation zwischen Sender und Empfänger verbessert werden kann und im Weiteren, wie das menschliche Gehirn, durch Impulse der Außenwelt entstehende Sinnesreize wahrnimmt, bewertet und verknüpft. Überdies beschäftigt sich NLP mit Fähigkeiten und wie man diese durch Modelling, also durch das Kopieren des Verhaltens eines Vorbildes, erlernen kann. Für Kleinst- und Kleinkinder ist es beispielsweise ganz normal Mutter, Vater, Oma, Opa, Lehrer und Erzieher zu kopieren. NLP bietet dazu entsprechende Erklärungsmodelle und Strategien.[121]

8.4.2.1. ***Glaubenssätze***

„Die größte Entscheidung deines Lebens liegt darin, dass du dein Leben ändern kannst, indem du deine Geisteshaltung änderst.“
(Albert Schweitzer)[122]

Wie bereits im Punkt „Allergie durch ideologische Vererbung“ beschrieben entstehen eine Menge Problemthemen durch das Abspeichern von Glaubenssätzen, also gutgemeinten Ratschlägen, welche zwar nicht überprüft, aber trotzdem für wahr gehalten werden.

Man kann daher (vorsichtig) davon ausgehen, dass Probleme (fast) immer mit den Eltern zusammenhängen, da diese uns entsprechende Prägungen mit auf den Weg geben. In weiterer Folge können dafür auch Großeltern, Geschwister, Erzieher und Lehrer verantwortlich sein. Daher ist es wichtig die Ur-Prägung ausfindig zu machen und die damit verbundenen Glaubenssätze entsprechend aufzulösen.

Da unsere Eltern wiederum von ihren Eltern geformt und geprägt wurden (schon meine Großmutter sagte: „Wenn man Kirschen ist und Wasser trinkt bekommt man Durchfall!“) gehen wir jedoch in erster Linie davon aus, dass Prägungen solcher Art immer nur „gut gemeint“ sind!

Gerade diese „Rat-Schläge“ können jedoch, wie bereits mehrmals aufgezeigt, oftmals zum berühmten Schlag ins Gesicht werden und jahre- oder auch jahrzehntelange gesundheitliche Probleme auslösen.

8.4.2.1.1 ***Entwicklung von Glaubenssätzen***

In unserer Entwicklung machen wir drei verschiedene Phasen durch. Von der Geburt bis zum siebten Lebensjahr durchleben wir die Periode der Prägung, in der wir alle Ereignisse, Bilder, Geräusche, Gefühle, Geschmack und Gerüche in uns aufnehmen. In der sich daran anschließenden Modellierperiode ahmen wir unsere Eltern und andere von uns bewunderte Menschen nach. Diese Periode dauert etwa vom achten bis zum dreizehnten Lebensjahr. Danach befinden wir uns in der Sozialisationsperiode, in der wir als Heranwachsende aus der Familie herausgehen und neue Leute kennen lernen. In dieser Zeit werden unsere sozialen Wertvorstellungen und Glaubenssysteme ausgebildet.

Eine wichtige Quelle bei der Entwicklung von Glaubenssystemen und Überzeugungen sind die unmittelbaren persönlichen Erfahrungen, die wir als Folgerungen und Einschätzungen über unsere Umgebung, über die Menschen in ihr und über unsere vergangenen Erlebnisse gewonnen haben. Viele der erhaltenen Informationen über die Welt, über menschliche Beziehungen oder über uns selbst werden auch durch Sprache (Medien, Bücher etc.) und in der Kommunikation mit anderen Personen gewonnen.

Gewonnene Informationen durch direkt gemachte Erfahrungen oder durch verbale Kommunikation mit anderen Menschen stellen die Basis für Folgerungen und Verallgemeinerungen aus diesen Erlebnissen und Botschaften dar und prägen unsere Glaubenssysteme und persönlichen Überzeugungen. In der Folge spielt eine Rolle, welche Elemente gegenwärtiger individueller Erfahrungen wir verzerren oder tilgen, um unsere Überzeugungen als eine Verallgemeinerung aus der Vergangenheit aufrechterhalten zu können.

Während der kindlichen Entwicklung spielen in erster Linie die Eltern eine erhebliche Rolle bei diesen Generalisierungsprozessen. Das persönliche „Modell der Welt“ wird durch verbale wie non-verbale Botschaften an das Kind vermittelt. Diese Resultate werden für das Kind zu Voraussetzungen, denn Botschaften der Eltern über das Kind z.B. können zu Botschaften des Kindes über sich selbst werden. Aus der Aussage der Eltern über ihre Tochter „Du bist so ungeschickt“ wird eine Glaubenshaltung des Mädchens, „Ich bin so ungeschickt, ich kann nicht.“[123]

8.4.2.1.2 ***Veränderung von Glaubenssätzen***

„Es gibt nur zwei Tage in deinem Leben an denen du nichts ändern kannst. Der eine ist gestern, der andere ist morgen!“ (Dalai Lama)

Glaubenssätze entstehen also durch Programmierungen denen wir von Kindesbeinen an, ausgesetzt sind.

Aus ‘Du kannst das nicht!´ wird im Laufe der Zeit ‘Ich kann das nicht!´

Aus ‘Du darfst das nicht!´ wird in weiterer Folge ‘Ich darf das nicht!´

Aus diesem Grund ist es wichtig, sich von solchen Programmierungen zu verabschieden und sich davon zu befreien.

Oftmals lassen sich Glaubenssätze auf einfachstem Wege auflösen.

Ein Tool, das ganz besonders geeignet scheint um schnelle, effiziente und dauerhafte Veränderungen zu erwirken ist das NLP-Format „Auditive Belief Change“.

Auditiv Belief Change - Ablauf

1. Problem identifizieren

Lass den Coachee den einschränkenden Glaubenssatz laut aussprechen und frage danach, wie es sich für ihn anfühlt, wenn er den Glaubenssatz ausspricht.

Merke dir genau die Problemphysiologie, achte also auf die Stimme und andere körperliche Veränderungen bei deinem Coachee (Gesichtsausdruck, Körperhaltung, Körperspannung etc.)

2. Ressourcenanker setzen

Lass den Coachee an einen starken, ressourcenvollen Moment denken:

- Erinnere dich an eine Situation in der Vergangenheit, wo du dich so richtig gut … stark … wohl … etc. gefühlt hast.
- Tauche mit all deinen Sinnen in diese Situation ein; erlebe sie nochmals mit Haut und Haaren.

Ankere dann diesen Zustand im intensivsten Moment (Moment of Exzellence = MoE) indem du ihn beispielweise an der rechten Schulter berührst.

3. Auditive Submodalität differenzieren

Nun beginnt die Veränderungsarbeit.

Bitte deinen Coachee nun seine Sprechweise des Glaubenssatzes wie folgt zu verändern.

Nach jedem Schritt wird jeweils der Anker zum MoE (Moment of Exzellence) ausgelöst:

- Normales Tempo / normale Tonlage.
  - MoE abrufen
- Schnelles Tempo / tiefere Tonlage.
  - MoE abrufen
- Langsames Tempo / höhere Tonlage.
  - MoE abrufen
- Sehr langsames Tempo / sehr tiefe Tonlage (Slow Motion-Stimme)
  - MoE abrufen
- Hohe Tonlage (Micky Maus-Stimme)
  - MoE abrufen

4. Future Pace

Überprüfe, welche Gefühle der Glaubenssatz nun auslöst, wenn der Coachee ihn wie am Anfang normal ausspricht.[124]

8.4.2.2. *Time Line-Therapie*

Oftmals bewährt, hat sich dabei die Veränderungsarbeit mit Hilfe der Time-Line-Therapie. Hierbei wird der Klient auf einer visualisierten Zeitlinie direkt zu jenem Ereignis zurückgeführt, mit dem die negativen Erinnerungen und Gefühle verbunden werden. Dabei werden die Negativ-Gefühle im damaligen Geschehen verändert und dadurch eine Transformation im Jetzt erwirkt und diese im Anschluss entsprechend integriert. Die Vergangenheit selbst wird dabei nicht verändert, sondern nur die Erinnerungen daran. Erinnerungen werden dabei **als etwas Subjektives angesehen, da sie keine neutralen Ereignisse wiedergeben sondern lediglich emotionale Erlebnisse.**[125]

Ein Beispiel für Veränderungsarbeit mittels Time Line-Therapie ist das Tool „Change History“

„Die Idee ist, dass wir eine *einmal* in Wirklichkeit erlebte Episode einspeichern, zu einem Teil unserer Selbst machen (Episodisches Gedächtnis) und immer wieder erinnern. Dabei ist es wichtig zu wissen, dass wir *eine* Version von vielen möglichen Episoden einspeichern. Wie aktuelle Ergebnisse der Gedächtnisforschung zeigen, sind diese internalen Repräsentationen außerordentlich veränderlich. Eigentlich erfinden wir unsere Vergangenheit täglich neu.

Im Grunde geht es beim Change History darum, statt der Version wie es wirklich war, die Version wie es hätte sein können, wenn ich damals schon die Ressourcen gehabt hätte, die ich jetzt habe, einzuspeichern.

Anders gesagt:

Es geht darum, aus der Vergangenheit zu lernen, statt sie zu wiederholen.“[126]

Erinnerung besteht demzufolge lediglich darin, sich daran zu erinnern, wie man sich das letzte Mal an etwas erinnert hat.

Daher können wir unsere Erinnerungen auch bewusst verändern.

Vereinfacht erklärt lässt man beim Change History einem Klienten die ursprüngliche konfliktauslösende Situation wiedererleben. Dabei gilt es herauszufinden, welche Ressourcen es in diesem Moment gebraucht hätte, um das Geschehene positiv(er) zu erleben. Danach wird die Konfliktsituation mit positiven Ressourcen angereichert mehrmals durchlaufen, um dadurch eine Lösung im Jetzt zu erwirken.

Ziel ist dabei nicht die Vergangenheit, sondern lediglich die damit verbundenen Emotionen und Gefühle zu verändern.

8.4.2.3. ***Ultrakurzzeittherapie***

Eine bewährte Methode um De- oder Re-Programmierungen vorzunehmen bietet sich auch mit dem Tool „Ultrakurzzeittherapie" von Richard Bandler.

Dabei werden entsprechende Veränderungen mit Hilfe eines visualisierten Mischpults vorgenommen.

1. Zuerst wird eine unangenehme oder konfliktive Situation erinnert und als Film visualisiert. Dabei werden die korrelierenden Emotionen und Gefühle wiedererlebt.
2. Anschließend werden die Personen im Film beispielsweise zu Clowns verändert und die Szene mit lauter Zirkusmusik hinterlegt.
3. Danach wird neuerlich der Originalfilm angesehen um zu überprüfen, in wie weit sich die korrelierenden Emotionen und Gefühle tatsächlich verändert haben.[127]

8.4.3. ***Aufstellungen***

Durch (Familien-) Aufstellungen können blockierende Verstrickungen und Muster innerhalb von Familiensystemen, negativ behaftete Konstellationen (z.B. Probleme unter Firmenangestellten) und andere Problemthemen (z.B. schlecht florierende Firma) aufgelöst werden.

Arbeitet man dabei mit Repräsentanten, dann übernehmen diese stellvertretend die „Rolle" von Familienmitgliedern und anderen involvierten Personen. Die Darsteller werden für die Dauer der Aufstellung mit den Energien, Emotionen und Gefühlen der real beteiligten Personen (z.B. Mutter, Vater, Chef usw.) verbunden und erleben über ihre Empfindungen dann auch tatsächlich die entsprechenden blockierenden Negativenergien. Meist verändert sich dabei sogar Gestik, Mimik, Körperhaltung und Stimme der Darsteller.

Bei der Einzelaufstellung hingegen ersetzen Plastik- oder Holzfiguren die Verwandten und andere Vertreter die für die Lösung eines Konflikts oder Problemthemas benötigt werden. Die Familienmitglieder und sonstigen Beteiligten werden dabei vom Klienten selbst repräsentiert. Dabei schlüpft also der Klient in jede einzelne Rolle (z.B. Mutter, Vater, Geschwister, Arbeitskollege, Chef etc.). Auch hier ist es möglich, dass sich das Verhalten des Klienten bei jeder Darstellung entsprechend verändert.

Abgesehen davon, dass sich bei Aufstellungen energetisch negativ empfundene Verbindungen oftmals vollständig auflösen, bringen diese den Klienten zumeist auch zur Erkenntnis, dass bestimmte Themen und damit verbundene Probleme und Glaubenssätze gar nicht seine eigenen sind, sondern diese lediglich implantiert und auf diesem Wege übernommen wurden.

Durch eine effiziente energetische Lösungsarbeit (z.B. auflösen negativer Verbindungen) kann zumeist eine dauerhafte Veränderung erwirkt werden.

8.4.4. ***Bioresonanz - Radionik***

Problemthemen und damit verbundene Negativenergien lassen sich mitunter über das bioenergetische Feld des Klienten auflösen. Hierzu wird eine Bioresonanzmessung vorgenommen, die dabei angezeigten Negativschwingungen und Blockaden im Anschluss über das Energiefeld besendet und die Bioenergie dadurch wieder harmonisiert und re-aktiviert.

Empfängt man beispielsweise bei einem Radiogerät Störfrequenzen muss der Empfangskanal durch Senderjustierung entsprechend fein abgestimmt werden, um einen einwandfreien Empfang zu gewährleisten. Auf diesem Prinzip basiert Radionik. Hier werden genauso Störenergien aufgespürt (= Störfrequenzen), umgewandelt (= Senderjustierung) und danach aufgelöst und harmonisiert (= wieder einwandfreier Empfang).

Auch wenn manch einer dies für Humbug halten mag, sind Bioresonanzverfahren - welche hauptsächlich von und für die russische Raumfahrt entwickelt und daher hochwissenschaftlich und hochtechnologisiert sind - heute bereits weitgehend anerkannt.

Die Frage die sich russischen Wissenschaftlern stellte war jene, wie sie ihre Kosmonauten von der Erde aus weiterhin betreuen könnten, wenn sich diese im Weltall befinden. Schließlich kann man diesen weder Blut abnehmen, noch Medikamente verabreichen. Dies führte dazu, dass sich die Forschung auf die bioenergetische Auswertungen und Besendungen konzentrierte und entsprechende Messtechniken und Besendungsverfahren entwickelt wurden.

Die immer größer werdende Akzeptanz von Bioresonanztherapien beweist der Umstand, dass diese bereits von Zusatzkrankenversicherungen mit bis zu 80 % Kostenersatz gefördert werden.

Anmerkung

Alle Informationen eines Menschen sind nicht nur in seinem grobstofflichen Körper abgespeichert, sondern auch im feinstofflichen Bereich, also im Energiekörper, der sogenannten Aura. Auswertungen des physischen und psychischen Zustands können daher nicht nur mittels Blutabnahmen und anderen (Labor)-Tests erfolgen, sondern auch über das feinstoffliche, bioenergetische Feld. Alle Informationen sind damit im Universum enthalten und gespeichert.

Wie beispielsweise die Rundfunkwellen, welche an den unterschiedlichsten Orten des Erdballs empfangen werden können. Auch dazu bedarf es entsprechender Hard- und Software, wie Fernseh- und Radiogeräte.

In unserem Fall ist der Klient der Sender und das Bioresonanzgerät der Empfänger der ausgesendeten Informationswellen.

9. Conclusio

Stellen Sie sich vor, es gäbe zwei Städte. Stadt X und Stadt Y. In jeder Stadt ist eine Grundschule.

In der Stadt X wird den Schülern folgendes gelehrt

1 + 1 = 3

Wir wissen zwar nicht warum das so ist, aber das war schon immer so. Wir hoffen allerdings bald eine Antwort darauf zu haben, denn wir forschen ganz intensiv daran.

In der Stadt Y lehrt der Lehrer folgendes

1 + 1 = 2

Und ich zeige euch auch warum das so ist.

Daraufhin kramt er zwei Äpfel hervor und legt sie, als Beweis seiner These, vor den Schülern auf den Tisch.

Nun treffen sich die Schüler beider Grundschulen zu einem städteübergreifenden Mathematikwettbewerb.

Dabei entbrennt ein Streit. Wer hat denn nun recht?

Wie viel ist nun 1 + 1 tatsächlich?

Hier wird wohl jeder Schüler die ihm gelehrte Version für richtig befinden und diese auch entsprechend verteidigen!

Es würde daher sehr schwierig werden die verschiedenen Meinungen dieser Grundschüler auf einen Nenner zu bringen.

Das gleiche Problem scheint offensichtlich zwischen den schulmedizinischen und alternativ- bzw. komplementärmedizinischen Ansätzen zu herrschen.

Ich fordere Sie daher, wie schon zu Beginn meines Buches nochmal dazu auf, alle in diesem Buch aufgestellten Thesen eingehend zu überprüfen und erst im Anschluss ein entsprechendes Urteil abzugeben.

Ich hoffe jedoch, ich konnte aufzeigen, dass es andere und mitunter möglicherweise sogar richtigere Ansätze gibt um die Ursachen von Allergien zu erkennen, zu bewerten und aufzulösen.

Um die Vorgehensweisen genau zu verstehen, sollte man sich allerdings zuvor intensiv mit den Kenntnissen der 5 biologischen Naturgesetze befasst haben.
Dazu empfiehlt sich der Film „Die 5 biologischen Naturgesetze" von David Münnich.

Um ein tieferes Verständnis für die Grundlagen und Differenzialdiagnoseverfahren der 5 biologischen Naturgesetze zu erlangen, empfehle ich das Buch von Björn Eybl „Die seelischen Ursachen der Krankheiten" , die Bücher von David Münnich „Das System der 5 biologischen Naturgesetze Band 1 und 2", sowie die zahlreichen Bücher von Ursula Stoll, allen voran die Werke „Kinderkrankheiten" und „Die Sprache der Haut" zu studieren.

Im Zuge meiner Recherchen wurde ersichtlich, dass sich selbst die Schulmediziner untereinander oftmals uneinig sind und sich daraus entsprechende Divergenzen in Diagnose- und Behandlungsmethoden ergeben.

Daher möchte ich nochmals betonen, dass jeder Mensch ein einzigartiges Individuum ist und demzufolge auch jede „Allergie" ihre eigene Herausforderung darstellt.

Bemerken möchte ich noch, dass dieses Buch im Vorfeld als wissenschaftliche Arbeit veröffentlicht wurde. Aus diesem Grund wird in den Ausführungen eine entsprechend große Anzahl an Zitationen (Quellen und Vergleiche) angegeben, welche die Basis für wissenschaftliches Arbeiten darstellen.

Zum Abschluss möchte ich auf entspannte Art aufzeigen, wie es einem bei der Wahl der richtigen Therapieform ergehen kann.

Das passiert schon mal: Es geht mir nicht gut. Ich fühle mich müde, kraftlos, und irgendwie tut alles weh.

Der Alltag ist unendlich mühsam, die Kinder nerven bis in die letzte Zelle hinein. Der Magen schmerzt, in meinem Hirn ein großes Loch. Dauernd Streit mit meinen Lieben, an Schlaf ist trotz Hundemüdigkeit nicht zu denken, weil's im Kopf nur rumort. Da kann doch was nicht stimmen!

Der Weg zur Heilung führt über die Fachleute, oder? Wollt ihr mich ein Stück begleiten?

Hausarzt:

„Ich verschreibe Ihnen 3 Mittel: die blauen nehmen Sie morgens und abends, die gelben 1x vor dem Schlafengehen. Und wenn Sie davon Magenschmerzen kriegen, schlucken Sie die gestreiften einfach direkt nach jeder der anderen Tabletten. Sollten Sie auf die blauen Kopfweh kriegen, dann schreibe ich Ihnen noch Tropfen auf, die das wieder besser machen, und wenn irgendwo ein Ausschlag auftauchen sollte, nehmen Sie diese Salbe. Es ist ein Ärztemuster, das geb' ich Ihnen so dazu. Die wirkt schnell. Es ist ein wenig Cortison drin, aber eh nur ganz wenig, die können Sie ruhig nehmen. Und nehmen Sie die Tabletten unbedingt regelmäßig; da kann man gar nichts anderes machen! Auf Wiedersehen."

Internist:

„Jetzt machen wir mal ein Blutbild, ein Röntgenbild, ein Passbild, eine Computer-Tomographie, eine Magnetresonanz-Tomographie, eine Harnprobe, eine Stuhlprobe, eine DNA-Analyse, eine Haaranalyse, eine Hirnanalyse, eine Allergie-Analyse, ein EKG, ein EEG, ein AEG, eine Magenspiegelung, eine Blasenspiegelung, eine Darmspiegelung, eine Kehlkopfspiegelung, und die Kopfspiegelung. Vorab probieren Sie doch mal diese neue Salbe von Chemopharm. Sie sind doch hoffentlich zusatzversichert?"

Alternativer Zahnarzt:

„Die Amalgamplomben müssen alle raus, Sie sind ja ganz vergiftet. Da machen wir überall Kronen drauf, die kosten zwar mehr, aber die halten auch länger. Und kommen Sie jede Woche einmal zur Mundspülung - in

Ihrem Mund gibt es noch immer Bakterien, denen müssen wir zu Leibe rücken, sonst haben Sie nie Ruhe."

Homöopath:

(nach zweistündiger Ordination) „Ganz sicher bin ich mir noch nicht. Sie sind ein schwieriger Fall. Da brauche ich noch ein paar Tage Zeit. Ich muss erst mal darüber meditieren. Die Globuli schicke ich Ihnen dann nach Hause. Nehmen Sie bitte 1 Stück von der Hochpotenz, und 3 Mal täglich von den Niederpotenzen. Und nach 6 Wochen telefonieren wir wieder!"

TCM-Akupunkteur:

„Ihre Meridiane sind ja ganz verstopft, da kann ja das Chi nicht fließen. Außerdem sind Ihre 5 Elemente im Ungleichgewicht. Akupunktur ist eine uralte Heilmethode aus China und wirkt garantiert. Die Chinesen heilen sogar Knochenbrüche damit. Jetzt steche ich sie mal an wie ein Nadelkissen, dann verordne ich Ihnen noch eine 5-Elemente-Diät und gebe Ihnen 20 Qi-Gong-Übungen zur Meridianstärkung mit auf den Weg."

Naturheilpraktiker:

„Ganz klar: Darmpilz. Sanierung ist angesagt. Gleich eine Hydro-Colon-Darmspülung."

Ganzheitlicher Ernährungsberater:

„Kein Fleisch, kein Mehl, keine Milchprodukte, keine Eier, nichts Gekochtes, kein Zucker, kein Salz, kein Pfeffer, kein Fett, kein Tee, kein Kaffee, kein Alkohol, kein Nikotin, kein Auto, kein Telefon, kein Sex, am besten nur Obst, Gemüse, Soja, rohe Getreidekörner, Mineralwasser. Das beseitigt garantiert jedes Unwohl- oder Kranksein."

Bioresonanz-Therapeut:

„Hausstauballergie, Milbenallergie, Milcheiweißallergie, Weizenallergie, Tomatenallergie, Gurkenallergie, Arbeitsallergie. Uiiii, das wird dauern!"

Radiästhesist:

„Um Gottes Willen, Wasseradern, Erdstrahlen, Störzonen, Elektrosmog! Bett umstellen, Iso-Matte und Kupferspiralen unters Bett, sofort eine Grander-Anlage ins Hauswassersystem einbauen lassen!“ (alles bei ihm beziehbar)

Psychotherapeut:

„Wovor verschließen Sie denn die Augen? Was wollen Sie nicht sehen? Was macht Sie denn so müde? Sie müssen hinschauen, sich dem Problem stellen. Sie müssen damit umgehen, sich selbst liebevoll annehmen lernen. - Klar, diese Tabletten! Wenn Sie wollen, dass ich Ihnen helfe, müssen Sie damit aufhören, Sie sind ja gar nicht Sie selbst!“

Psychoanalytiker:

„Das ist der verdrängte Ödipus-Komplex. Sie haben eine gestörte Vater-Übertragung auf Ihren Chef, der Sie an einen ehemaligen Wohn-Nachbarn aus Ihrer frühen Kindheit erinnert. Legen Sie sich einmal auf die Couch und assoziieren Sie frei vor sich hin – ich schlafe inzwischen eine Runde in meinem Sessel.“

Releasing Therapeut:

“Da sind noch einige Devices von Matriachat (mindestens 379 Stuck) in Deiner Aura und Deinen Genen. Du musst jetzt mindestens 3 Monate keinen Sex haben, 2 mal die Woche zu einer Session kommen und meine nächsten 5 Releasing Wochenend-Seminare besuchen. Wenn Du gut bist, kannst Du dann nach den 5 WS's assistieren, und dann schauen wir mal weiter was der allerhöchste Geist zu Deinem Fall sagt.“

Reiki-Meister:

„Ja, ich kann das gut wahrnehmen: die Energie fließt nicht so richtig. Kommen Sie zehn Mal, dann sehen wir weiter. Sie sollten nicht so viel reden – legen Sie sich einfach hin und entspannen Sie sich! Reiki macht das schon. – Ich mache auch Fernheilungen: ich sitze hier und konzentriere mich ganz auf Sie zu Hause. Macht 80 € die Sitzung.“

Kinesiologe:

„Sie sind ja ziemlich aus der Balance. Ich gleiche jetzt einmal Ihre Gehirnhälften aus und zeige Ihnen, wie Sie daheim die Augen rollen müssen. Dann werden Ihre Selbstheilungskräfte schon wieder aktiv werden."

Astrologe:

„Du hast den Uranus und den Saturn gerade direkt auf Deinem Jupiter, und der Mond steht in Konjunktion mit Pluto genau gegenüber. Das ist ein bisschen heftig. Keine Sorge, nach einem Jahr löst sich das allmählich wieder auf."

Feng-Shui-Berater:

„Schau Dir doch Deine Wohnung an: im Beziehungseck die Schmutzwäsche, im Reichtumseck eine vertrocknete Pflanze, und im Bereich Ruhm und Karriere das Klo.... klarer geht's nicht, oder? Ich habe da ein paar sehr wirkungsvolle Mobiles und Kristalle, mit denen du diese Fehlbereiche beleben kannst, damit wieder alles ins Lot kommt. Ich verspreche dir: diese Investition zahlt sich aus; hundertfach kriegst du's zurück."

Engel-Channel-Medium:

„Ich kriege da so eine Botschaft aus dem Jenseits, dass Sie in Wirklichkeit jemand ganz anderer sind. Sie gehören nicht in diese Welt, Sie sind zu Höherem berufen. Lernen Sie das Channeln und fangen Sie endlich an zu heilen; das ist Ihre wahre Berufung. Die jenseitigen Meister warten nur mehr auf Ihr „Ja". Wissen Sie, ich sag das nur zu Ihnen: nächsten Monat beginnt eine Ausbildungsgruppe bei mir, wo ich solchen Menschen wie Ihnen beibringe, wie man seine Fähigkeiten entwickelt und zum Wohl der Welt einsetzt. Wenn ich so überlege: ich könnte mir vorstellen, dass gerade Sie dafür besonders talentiert sind und eines Tages vielen Menschen damit helfen könnten."

Katholischer Seelsorger:

„Beten Sie, liebe Schwester, beten Sie! Jesus liebt Sie! Das ist mehr als genug. Meinen Sie nicht? Warum versteifen Sie sich so darauf, dass Sie von Ihrem Mann Liebe brauchen? Lassen Sie los! Öffnen Sie sich dem Heiligen Geist. Kommen Sie zu mir, wann immer es Ihnen Ihr Herz sagt - auch wenn es mitten in der Nacht ist - und erzählen Sie mir alles! Das wird Sie erleichtern. Bei mir sind Sie in guten Händen, ganz sicher und ganz unverbindlich und kostet Sie auch nichts, wie bei den Therapeuten, den Sekten und dem Psychokult. Ich tue das ganz uneigennützig..."

Gestalttherapeut:

„Rauslassen! Komm, lass es raus! Schrei, schrei endlich! Trau dich!"

Edelsteintherapeut:

„Hier habe ich viele bunte Steinchen. Welchen wollen Sie nehmen, einen roten, einen blauen, einen grünen? Smaragd, Saphir, Bergkristall? Männchen oder Weibchen? Suchen Sie sich einen aus, ganz spontan und intuitiv, und legen Sie ihn sich jeden Tag 30 Minuten auf die Brust. Das öffnet die Chakren."

Familientherapeut:

„Jetzt stellen wir mal Ihr Familiensystem auf. Gibt es da irgendwelche „schwarzen Schafe", abgetriebene Kinder, verstoßene Enkel, Onkel und Tanten, enterbte Nichten und Neffen, betrogene Ehemänner, faule Schul- und Studienabbrecher? Die stören das Familiensystem, und deren erblicher Einfluss wirkt sich auf Sie hemmend aus, Sie können Ihre Potenziale nicht voll entfalten. – So, jetzt rücken sie mal das System zurecht, verbeugen sich vor Vater und Mutter, Oma und Opa, Urgroßvater und Urgroßmama, allen Geschwistern, Cousins und Stiefenkeln und danken Ihnen, wofür auch immer, werfen Sie sich vor ihnen auf den Boden und fangen Sie spontan an zu weinen. Das wird die Schuldverstrickung lösen."

Tachyonen-Berater:

„Was Du erlebst, sind einfach Entgiftungserscheinungen. Da will ganz viel alter Mist raus aus deinem System. Wehr dich nicht dagegen, kauf noch ein paar neue, noch bessere Tachyon-Produkte, zum Beispiel diese wunderbare Blue Green Alge – die reinste Gehirnnahrung, die ideale Versorgung für unser Zeitalter. Du wirst sehen: wenn deine Chakren erst einmal dauerhaft nach oben ausgerichtet sind, schießt dein Energielevel in die Höhe wie nix."

Tantra-Lehrer:

„In dir ist das Weibliche und das Männliche noch nicht vereint. Sei öfter mal Mann, dann wieder ganz Frau. Bete zu Shakti und Shiva, Shankar und Ganesha, Paramahansa und Yogananda, Bhagvad Gita und Mahabharata..."

Yoga-Lehrer:

„Jetzt machen wir einmal ein paar ganz schwierige Verrenkungen, bis die Wirbelsäule kracht, das tut dem Körper und dem Karma gut. Dann setzen wir uns in den Lotussitz und meditieren „Om" auf das Bild von Sri Chimnoy, Sri Mataji, Sri Babaji, Krishnamurti, Maharishi, Sai Baba, Ali Baba ..."

Aura-Soma-Beraterin:

„Gehen Sie nach innen zu Ihrem inneren Heiler und suchen Sie sich ganz spontan eines der bunten Flascherl aus. Gut. Mit dem tun Sie jetzt gar nichts. Es gibt hier noch die Pomander, die Meisteressenzen, die Lehrlingsessenzen und die Gesellenessenzen, Flascherl zum Umhängen und eine Creme zum Einschmieren, und Sie können es auch als Sammelpackung ganz klein haben zum Mitnehmen auf Reisen. Sind sie nicht schön, diese funkelnden Farben? Ich poliere meine Flaschen jeden Tag liebevoll und rede mit ihnen. Möchten Sie, dass ich einmal zu Ihnen nach Hause komme und Ihnen und Ihren Freundinnen die ganze Kollektion zeige? Sie kriegen natürlich Prozente."

Heilmasseur:

„Haben Sie gespürt, wie verkrampft Sie im Nacken und in den Schultern sind? Lauter Knoten, die man kaum raus bringt. Ich kenne da ein Gerät, das ich Ihnen empfehlen kann: kaufen Sie sich den Meistermasseur, der knetet jeden Tag Ihren Nacken wie ein Profi. Ich habe gerade noch ein letztes Exemplar dabei."

Transpersonaler Atemtherapeut:

„Atmen … atmen! Tiefer! Schneller! Tiefer! Schneller! Tiefer! …"

Schamane:

„Sie sind von einem fremden Geist besessen. Jetzt rassle ich mal eine Runde, dann trommeln wir zusammen, beten zum Großen Geist Manitu und zur Mutter Erde, machen einen Trance-Tanz, und dann sind die Geister wieder versöhnt."

Schließlich ein guter Freund:

„Menno, besorg dir eine Putzhilfe und geh mal auf Urlaub!!!"

Fazit:

Das Leben ist bezaubernd, man muss es nur durch die richtige Brille betrachten!

Denn: Jeder bekommt immer das, was er verdient ☺. [128]

In diesem Sinne wünsche ich Ihnen liebe Leserin, lieber Leser, dass sie den richtigen Weg wählen um Ihre und die Allergien Ihrer Lieben zu lösen!

Herzlichst

Ihr Mag. Walter Posch

Kontakt:

w.posch@gmx.net

0043 664 308 87 84

Seminare zu den 5 biologischen Naturgesetzen finden Sie unter www.Xundheitsakademie.at

10. Literaturverzeichnis

Eybl, Björn (2015). Die seelischen Ursachen der Krankheiten. Nach den 5 biologischen Naturgesetzen, entdeckt von Dr. med. Mag. Theol. Ryke Geerd Hamer. Lexikon der Krankheiten für Therapeuten und Patienten mit über 500 Fallbeispielen. 5. überarbeitete und erweiterte Auflage. Wien: Ibera Verlag/European University Press.

Heininger, Ulrich (2009). Handbuch Kinderimpfung. Die kompetente Entscheidungshilfe für Eltern. Inkl. Information zur Impfung gegen Gebärmutterhalskrebs. München: Irisiana Verlag, Verlagsgruppe Random House GmbH.

Klein, Peter W. (2010). BSFF bringt Ihr Leben ins Gleichgewicht Wie Sie einfach die Kraft Ihres Unterbewusstseins aktivieren. Zweite Auflage Copyright. Ahlerstedt: Param Verlag.

Lohmann, Maria. (2016). Laborwerte Verstehen. Blut- Urin- und Stuhlanalysen. Normalwerte im Überblick. Fachbegriffe und wichtige Abkürzungen. Vierte Auflage. Murnau am Staffelsee: Mankau Verlag GmbH.

Mohl, Alexa (2006). Der Zauberlehrling. Das NLP Lern- und Übungsbuch. (9. Auflage). Paderborn: Junfermannsche Verlagsbuchhandlung.

Münnich, David (2013). Das System der 5 Biologischen Naturgesetze. Zum Erlernen und Verstehen des Systems hinter Dr. med. Hamers Entdeckung der Fünf biologischen Naturgesetze. Band1. 4. Auflage. Beckingen: Eigenverlag.

Schweppe, Ronald P., **Schwarz/Long,** Aljoschka A. (2009). Neurolinguistisches Programmieren – die besten Techniken und Übungen für die optimale Kommunikation. NLP Praxis. München: Südwest Verlag.

Seidl, Barbara (2011). NLP. Mentale Ressourcen nutzen. Freiburg: Haufe-Lexware GmbH & Co. KG.

Trageser, Waldtraud; **Von Münchhausen, Marco** (2000). Die NLP-Kartei. Practitioner-Set. Paderborn: Junfermann Verlag

11. Online-Quellen

AEGIS Impuls Online:
http://www.aegis.at/downloads/impuls_d/Band%2032.pdf

Allergiecheck Online:
https://www.allergiecheck.de/allergie.html
https://www.allergiecheck.de/allergie-behandlung/hyposensibilisierung.html
https://www.allergiecheck.de/allergie/hausstauballergie.html?gclid=
CJDzj6P8vNACFQwo0wodzl4Dzw
https://www.allergiecheck.de/allergie/kreuzallergie.html
https://www.allergiecheck.de/allergie/tierhaarallergie.html

Bundeszentrum für Ernährung:
https://www.bzfe.de/inhalt/allergenkennzeichnung-1878.html

Definition Online:
http://definition-online.de/biologie

Deutscher Allergie- und Asthmabund e.V. Online:
http://www.daab.de/allergien/allergien-vorbeugen
http://www.daab.de/ernaehrung/nuss-allergie

Die 5 Biologischen Naturgesetze
http://www.neue-mediz.in

Doccheck Online:
http://flexikon.doccheck.com/de/Allergie
http://flexikon.doccheck.com/de/Alternativmedizin
http://flexikon.doccheck.com/de/Antigen
http://flexikon.doccheck.com/de/Antikörper
http://flexikon.doccheck.com/de/Globulär
http://flexikon.doccheck.com/de/Immunsystem
http://flexikon.doccheck.com/de/Protein
http://flexikon.doccheck.com/de/Rezidiv? utm_source=www.doccheck.
flexikon&utm_medium =web&utm_campaign= DC%2BSearch
http://flexikon.doccheck.com/de/Schulmedizin
http://flexikon.doccheck.com/de/Sekretion

Dr. med. Adrian Stoenescu Online:
https://www.ursachenmedizin.com/leistungen/meine-therapie/komplementaermedizin.html
Heilpraxis.net Online:
http://www.heilpraxisnet.de/naturheilpraxis/forscher-regelmaessiges-saunieren-wirksamer-als-viele-arzneien-20161010205562

Gesundheitslexikon Online:
http://www.gesundheits-lexikon.com/Therapie/Komplementaermedizinische-Verfahren

Gute Zitate Online:
https://gutezitate.com/zitat/256778

Impfen-nein-danke.de Online:
https://www.impfen-nein-danke.de/wissenschaftsbetrug-heute/masernvirus-vor-gericht

Impfkritik Online:
http://www.impfkritik.de/antikoerpertiter/index.html
Spiess zitiert in http://www.impfkritik.de/antikoerpertiter/index.html

Klein-Klein-Verlag Online:
http://pulsar.li/downloads/esgibtkeineviren.pdf

Netdoktor Online:
http://www.netdoktor.at/krankheit/grippe-oder-erkaeltung-5941
http://www.netdoktor.de/Diagnostik+Behandlungen/Laborwerte/Lymphozyten-1341.html
http://www.netdoktor.de/Krankheiten/Allergie/Symptome/Allergie-Symptome-7964.html
http://www.netdoktor.de/krankheiten/anaphylaktischer-schock/#TOC3
http://www.netdoktor.de/krankheiten/anaphylaktischer-schock/#TOC3
http://www.netdoktor.de/krankheiten/laktoseintoleranz
http://www.netdoktor.de/krankheiten/sonnenallergie

http://www.netdoktor.at/gesundheit/beauty-wellness/sauna-wirkung-auf-den-koerper-5488

Neue Medizin Online:
http://www.neue-medizin.de/html/allergien.html
http://www.neue-medizin.de/html/bestatigung.html
http://www.neue-medizin.de/html/immunsystem.html

Neues Wort Online:
http://neueswort.de/komplementaer

NLP-Portal Online:
http://nlpportal.org/nlpedia/wiki/Change_History

OE24 Online:
http://www.oe24.at/old-channel/gesund/Immer-mehr-Allergiker-in-Oesterreich/806045

Stern Online:
http://www.stern.de/gesundheit/allergie/erkrankungen/heuschnupfen-symptome-und-medikamente-3353214.html
http://mobil.stern.de/gesundheit/allergie/erkrankungen/neurodermitis-3358502.html?questionView=1

Unwahrheiten der Medizin Online:
http://www.medizin-unwahrheiten.de

Wissenschafftplus Online:
Das Magazin 6/2015 http://www.wissenschafftplus.de/uploads/article/Wissenschafftplus_Viren_entwirren.pdf

Zitate Online:
http://www.zitate-online.de/literaturzitate/allgemein/16979/aerzte-geben-medikamente-von-denen-sie-wenig.html

12. Abbildungsverzeichnis

Fußnoten

1 Quelle: http://www.5bn.de/?page_id=9, abgefragt am 02.06.2017

2 Quelle: http://www.5bn.de/?page_id=11, abgefragt am 02.06.2017

3 Quelle: http://www.5bn.de/?page_id=11, abgefragt am 02.06.2017

4 Quelle: http://www.oe24.at/old-channel/gesund/Immer-mehr-Allergiker-in-Oesterreich/806045, abgefragt am 02.11.2016

5 Quelle: https://www.allergiecheck.de/allergie.html, abgefragt am 02.11.2016

6 Vgl.: http://neue-medizin.de/html/bestatigung.html, abgefragt am 04.11.2016

7 Quelle: http://definition-online.de/biologie, abgefragt am 22.11.2016

8 Quelle: Dozentenkurs von Nicolas Barro, am 20.07.2013

9 Quelle: http://flexikon.doccheck.com/de/Schulmedizin, abgefragt am 02.11.2016

10 Quelle: http://flexikon.doccheck.com/de/Alternativmedizin, abgefragt am 02.11.2016

11 Quelle: http:// http://neueswort.de/komplementaer/, abgefragt am 02.11.2016

12 Quelle: https://www.ursachenmedizin.com/leistungen/meine-therapie/komplementaermedizin.html, abgefragt am 21.11.2016

13 Quelle: http://www.gesundheits-lexikon.com/Therapie/Komplementaermedizinische-Verfahren, abgefragt am 02.11.2016

14 Vgl.: https://www.ursachenmedizin.com/leistungen/meine-therapie/komplementaermedizin.html, abgefragt am 21.11.2016

15 Quelle: http://www.impfkritik.de/antikoerpertiter/index.html, abgefragt am 07.11.2016

16 Vgl.: http://www.impfkritik.de/antikoerpertiter/index.html, abgefragt am 07.11.2016

17 Quelle: Heininger, 2009, S. 35

18 Quelle: Spiess zitiert in http://www.impfkritik.de/antikoerpertiter/index.html, abgefragt am 07.11.2016

19 Quelle: http://flexikon.doccheck.com/de/Allergie, abgefragt am 07.11.2016

20 Quelle: http://flexikon.doccheck.com/de/Immunsystem, abgefragt am 07.11.2016

21 Quelle: Lohmann, 2016, S. 63

22 Quelle: Lohmann, 2016, S. 63

23 Vgl.: Lohmann, 2016, S. 64

24 Quelle: http://flexikon.doccheck.com/de/Antigen, abgefragt am 02.11.2016

25 Vgl.: Lohmann, 2016, S. 64

26 Quelle: http://flexikon.doccheck.com/de/Antikörper, abgefragt am 02.11.2016

27 Vgl.: http://flexikon.doccheck.com/de/Globulär, abgefragt am 02.11.2016

28 Vgl.: http://flexikon.doccheck.com/de/Sekretion, abgefragt am 03.11.2016

29 Quelle: http://flexikon.doccheck.com/de/Protein, abgefragt am 02.11.2016

30 Quelle. http://www.netdoktor.de/Diagnostik+Behandlungen/Laborwerte/Lymphozyten-1341.html, abgefragt am 03.11.2016

31 Quelle:http://flexikon.doccheck.com/de/Rezidiv?utm_source=www.doccheck.flexikon&utm_medium =web&utm_cam paign=DC%2BSearch, abgefragt am 02.11.2016

32 Quelle: http://www.netdoktor.de/Krankheiten/Allergie/Symptome/Allergie-Symptome-7964.html, abgefragt am 03.11.2016

33 Quelle: https://www.allergiecheck.de/allergie-behandlung/hyposensibilisierung.html, abgefragt am 07.11.2016

34 Quelle: https://www.allergiecheck.de/allergie-behandlung/hyposensibilisierung.html, abgefragt am 07.11.2016

35 Quelle: http://www.daab.de/allergien/allergien-vorbeugen, abgefragt am 02.11.2016

36 Vgl.: https://www.allergiecheck.de/allergie/kreuzallergie.html, abgefragt am 07.11.2016

37 Quelle: https://www.allergiecheck.de/allergie/kreuzallergie.html, abgefragt am 07.11.2016

38 Quelle: http://www.netdoktor.de/krankheiten/anaphylaktischer-schock/#TOC3, abgefragt am 03.11.2016

39 Quelle: http://www.netdoktor.de/krankheiten/anaphylaktischer-schock/#TOC3, abgefragt am 03.11.2016

40 Quelle: http://www.zitate-online.de/literaturzitate/allgemein/16979/aerzte-geben-medikamente-von-denen-sie-wenig.html, abgefragt am 07.11.2016

41 Vgl.: http://www.neue-medizin.de/html/allergien.html, abgefragt am 03.11.2016

42 Quelle: http://www.neue-medizin.de/html/allergien.html, abgefragt am 03.11.2016

43 Vgl.: http://www.neue-medizin.de/html/allergien.html, abgefragt am 03.11.2016

44 Quelle: http://www.neue-medizin.de/html/allergien.html, abgefragt am 03.11.2016

45 Quelle: http://www.neue-medizin.de/html/immunsystem.html, abgefragt am 03.11.2016

46 Vgl.: Tolzin, 2010, S. 286

47 Vgl.: Tolzin, 2010, S. 234-235

48 Vgl.: http://www.aegis.at/downloads/impuls_d/Band%2032.pdf, S. 47, abgefragt am 23.11.2016

49 Vgl.: Eybl, 2015, S. 271

50 Vgl.: Münnich, 2013, S. 186-187

51 Vgl.: Münnich, 2013, S. 185-186

52 Vgl. Münnich, 2013, S. 185

53 Vgl.: Eybl, 2015, S. 21

54 Vgl.: Eybl, 2015, S. 149,150

55 Vgl.: Münnich, 2013, S. 52

56 Quelle: http://www.netdoktor.de/krankheiten/laktoseintoleranz, abgefragt am 03.11.2016

57 Vgl.: Münnich, 2013, S. 25

58 Quelle: http://www.daab.de/ernaehrung/nuss-allergie, abgefragt am 03.11.2016

59 Vgl.: Münnich, 2013, S 52

60 Vgl.: Eybl, 2015, S. 71

61 Quelle: http://www.5bn.de/?page_id=9, abgefragt am 02.06.2017

62 Quelle: http://www.5bn.de/?page_id=9, abgefragt am 02.06.2017

63 Quelle: http://www.germanische-heilkunde.at/erfahrungsberichte-beitrag-anzeigen/bienenallergie.html, abgefragt am 02.06.2017

64 Vgl.: http://www.netdoktor.de/krankheiten/sonnenallergie, abgefragt am 07.11.2016

65 Vgl.: http://www.netdoktor.de/krankheiten/sonnenallergie, abgefragt am 07.11.2016

66 Quelle: http://www.netdoktor.de/krankheiten/sonnenallergie, abgefragt am 07.11.2016

67 Quelle: http://www.netdoktor.at/krankheit/grippe-oder-erkaeltung-5941, abgefragt am 07.11.2016

68 Quelle: http://www.netdoktor.at/krankheit/grippe-oder-erkaeltung-5941, abgefragt am 07.11.2016

69 Quelle: http://pulsar.li/downloads/esgibtkeineviren.pdf, abgefragt am 07.11.2016

70 Vgl.: http://pulsar.li/downloads/esgibtkeineviren.pdf, abgefragt am 22.11.2016

71 Quelle: http://www.neue-medizin.de/html/mikroben.html, abgefragt am 22.11.2016

72 Quelle: http://www.germanische-heilkunde.at/dokumentation-beitrag-anzeigen/aids-ein-betrug-wer-profitiert-von-der-vogel-und-schweinegrippe.html abgefragt am 07.11.2016

73 Quelle:http://www.medizin-unwahrheiten.de/die_unglaubliche_geschichte_des_impfens.html, abgefragt am 27.06.2017

74 Quelle:http://www.wissenschafftplus.de/uploads/article/Wissenschafftplus_Viren_entwirren.pdf, abgefragt am 22.11.2016

75 Quelle: http://www.5bn.de/?s=husten&x=0&y=0

76 Quelle: https://www.extremnews.com/berichte/gesundheit/42bb146e8eaa997 abgefragt am 10.07.2017

77 Vgl.: Münnich, 2013, S. 2070-272

78 Quelle: http://www.germanische-heilkunde.at/nase.html, abgefragt am 30.06.2016

79 Quelle: http://www.netdoktor.at/gesundheit/beauty-wellness/sauna-wirkung-auf-den-koerper-5488, abgfragt am 30.06.2017

80 Quelle: http://www.heilpraxisnet.de/naturheilpraxis/forscher-regelmaessiges-saunieren-wirksamer-als-viele- arzneien-20161010205562, abgefragt am 30.06.2017

81 Quelle: David Münnich, DVD – Die 5 biologischen Naturgesetze abgefragt am 30.06.2016

82 Quelle: David Münnich, DVD – Die 5 biologischen Naturgesetze abgefragt am 30.06.2016

83 Quelle: David Münnich, DVD – Die 5 biologischen Naturgesetze abgefragt am 30.06.2016

84 https://www.germanische-heilkunde.at/index.php/erfahrungsberichte-beitrag-anzeigen/items/erfahrungsbericht-15-minuetige-grippe.html, abgefragt am 10.07.2017

85 Vgl.: Eybl, 2015, S. 142-143

86 Vgl.: Münnich, 2013, S. 204-205

87 Vgl.: Eybl, 2015, S. 71-72

88 Vgl.: Eybl, S. 170

89 Vgl.: Eybl, 2015, S. 152-154

90 Vgl.: Eybl, 2015, S. 148-156

91 Vgl.: Eybl, 2015, S. 269-271

92 Quelle: Eybl, 2015, S. 201

93 Vgl.: Eybl, 2015, S. 202

94 Vgl.: Münnich, 2013, S. 113-115

95 Vgl.: Münnich, 2013, S. 240

96 Quelle: https://www.netdoktor.at/krankheit/nahrungsmittelun-vertraeglich - keit-nahrungsmittelintoleranz-8198, abgefragt am 18.01.2018

97 Quelle: https://www.netdoktor.at/krankheit/nahrungsmittelun-vertraeglich - keit-nahrungsmittelintoleranz-8198, abgefragt am 18.01.2018

98 Quelle: http://flexikon.doccheck.com/de/Histamin#Definition, abgefragt am 01.06.2017

99 Quelle: http://flexikon.doccheck.com/de/Histamin#Definition abgefragt am 26.06.2017

100 Quelle: http://www.netdoktor.de/krankheiten/histaminintoleranz, abgefragt am 23.11.2016

101 Vgl.: Eybl, 2015, S. 272

102 Vgl.: Eybl, 2015, S. 202

103 Vgl.: http://www.stern.de/gesundheit/allergie/erkrankungen/ heuschnupfensymptome-und-medikamente-3353214.html, abgefragt am 22.11.2016

104 Quelle: http://www.stern.de/gesundheit/allergie/erkrankungen/ heuschnupfensymptome-und-medikamente-3353214.html, abgefragt am 22.11.2016

105 Vgl.: http://www.stern.de/gesundheit/allergie/erkrankungen/ heuschnupfensymptome-und-medikamente-3353214.html, abgefragt am 22.11.2016

106 Quelle: http://www.stern.de/gesundheit/allergie/erkrankungen/ heuschnupfensymptome-und-medikamente-3353214.html, abgefragt am 22.11.2016

107 Vgl.: http://www.stern.de/gesundheit/allergie/erkrankungen/ heuschnupfensymptome-und-medikamente-3353214.html, abgefragt am 22.11.2016

108 Quelle: http://www.stern.de/gesundheit/allergie/erkrankungen/heuschnupfen-symptome-und-medikamente-3353214.html, abgefragt am 22.11.2016

109 Quelle: Eybl, 2015, S. 142-143

110 Quelle: https://www.allergiecheck.de/allergie/hausstauballergie.html?gclid=CJDzj6P8vNACFQwo0wodzl4Dzw, abgefragt am 21.11.2016

111 Vgl.: https://www.germanische-heilkunde.at/index.php/erfahrungsberichte-beitrag-anzeigen/items/stauballergie.html, abgefragt am 02.06.2017

112 Vgl.: Eybl, 2015, S. 272

113 Vgl.: https://www.germanische-heilkunde.at/index.php/erfahrungsberichte-beitrag- anzeigen/items/erfahrungsbericht-sonnenallergie-seit-kindheit.html, abgefragt am 02.06.2017

114 Quelle: http://mobil.stern.de/gesundheit/allergie/erkrankungen/neurodermitis-3358502.html?questionView=1, abgefragt am 23.11.2016

115 Vgl.: https://www.allergiecheck.de/allergie/tierhaarallergie.html, abgefragt am 23.11.2016

116 Quelle: https:/www.jameda.de/gesundheit/kinder-baby/mit-penicillin-gegen-scharlach, abgefragt am 20.07.2017

117 Quelle: http://flexikon.doccheck.com/de/Allergen, abgefragt am 02.06.2017

118 Quelle: https://www.bzfe.de/inhalt/allergenkennzeichnung-1878.html, abgefragt, am 01.06.2017

119 Vgl.: https://www.germanische-heilkunde.at/index.php/erfahrungsberichte-beitrag-anzeigen/items/aphthen-wegen-nuesse.html, abgefragt am 02.06.2017

120 Vgl.: Trageser, Münchhausen, 2000, I.3.1.

121 Vgl.: Seidl, 2011, S. 8f

122 Quelle: https://gutezitate.com/zitat/256778, abgefragt am 11.10.2017

123 Quelle: https://www.landsiedel-seminare.de/nlp-bibliothek/nlp-master/m-02-06-entwicklung.html, abgefragt am 11.10.2017

124 Quelle: https://www.froschkoenige.ch/media/pdf/Modelle/Glaubensaetze_LR.pdf abgefragt am 11.10.2017

125 Vgl.: Schweppe, Schwarz, 2009, S. 48

126 Quelle: http://nlpportal.org/nlpedia/wiki/Change_History, abgefragt am 23.11.2016

127 Vgl.: Bandler, 1988, S. 35ff zitiert in: Mohl, 2006, S 296f

128 Quelle: http//heilerakademie.eu/?p=739, abgefragt am 11.10.217

Titel aus unserem Verlagsprogramm

Walter Posch

Das Geheimnis der Rückführungen

ISBN 978-3-89575-150-9 / 224 Seiten

Walter A. Posch avancierte, nicht zuletzt durch diverse Medienauftritte in Rundfunk und Fernsehen, in den letzten Jahren zu einem der bekanntesten Rückführungstherapeuten des deutschsprachigen Raums. Seine fortschrittliche Arbeit, sein Bestreben um wissenschaftliche Akzeptanz des Themas und seine Art, sich um die Probleme seiner Klienten zu kümmern, machen ihn wohl zu einem der wichtigsten Wegbereiter auf dem Gebiet der Reinkarnationstherapie.

Mit diesem Buch möchte er nun auch seinen persönlichen Beitrag zur Verbreitung der Reinkarnationstheorie leisten.

Leser und Kritiker meinen, dass dieses Buch das beste und leicht verständlichste Buch ist, das je auf diesem Gebiet angeboten wurde!

Dieses Buch ist daher auch für dich der Schlüssel zu (d)einem Leben in Glück, Harmonie und Vollkommenheit!

Walter A. Posch

Die Revolution - MatrixQuantenPower

Die ultimativ neue Technik

ISBN 978-3-89575-153-0 / 144 Seiten

MatrixQuantenPower ist die ultimativ neue Technik auf dem Gebiet der Quantenheilung und Matrix-Energie mit der man nicht nur auf einfache und spielerische Weise lernt seine Selbstheilung zu aktivieren, sondern auch, wie man sie auf andere Menschen, Tiere, Pflanzen, sowie in den verschiedensten Situationen anwendet.

Cornelia Geiger

Räucher-Fibel

ISBN 978-3-89575-151-6 / 105 Seiten - durchgehend vierfarbig

Mit diesem liebevoll gestalteten Sammel- und Nachschlagewerk finden Sie immer die richtige Pflanze für die entsprechende Räucherung.

Entdecken Sie die vielfältigen Möglichkeiten der einheimischen Blumen, Bäume und Sträucher, welche uns jederzeit zur Verfügung stehen. Erfahren Sie eine viel stärkere Wirkung Ihrer Räucherung, wenn Sie die Pflanzen selbst liebevoll sammeln und trocknen. Dieses Buch ist ein einzigartiger Leitfaden, sowohl für den Räucher-Profi als auch für den Anfänger und Gelegenheits-Räucherer.

Mit dem übersichtlichen Sammelkalender finden Sie zu jeder Jahreszeit die richtige Pflanze.

Ein Sachwortverzeichnis hilft beim schnellen Nachschlagen.

Tauchen Sie ein in die Welt und Wirkung der Pflanzen mit diesem Räucher-Ratgeber der besonderen Art.

Jacqueline Kahuna

Energien der Emotionen

ISBN 978-3-89575-132-5 / 119 Seiten

Was steckt hinter unseren Emotionen?

Wie lenken wir unsere Energien zu einem freudvollen, erfüllenden Leben?

Gestaute Energien zum Fließen bringen, ein gesundes Selbstwertgefühl entdecken, Geheimrezepte zur Findung aufrichtiger Beziehungen, unsere Intuition für uns arbeiten lassen; dies sind einige der spannenden Themenbereiche dieses vorliegenden Werkes.

Steigen Sie ein in das Abenteuer vielfältiger realer Energien und ihren sichtbaren Auswirkungen

Wilhelm Eichsteller

Der praktische Homöopath

ISBN 978-3-89575-011-3 / 286 Seiten

Verständlich geschrieben, einzigartig und einmalig in seiner Anordnung. Es zeigt den besten und schnellsten Weg zur wirksamen Anwendung der homöopathischen Therapie.
Die Symptome sind alphabetisch geordnet und ausführlich dargelegt, so dass schnell und sicher das passende homöopathische Mittel gefunden werden kann. Aus 364 Heilmitteln ist für jeden Krankheitsfall das Richtige zu finden. Mit einer Fülle der markantesten und leicht einprägsamen Krankheitssymptomen.!

Estelle Stead

Die blaue Insel

- Ein Blick in das Leben im Jenseits -

ISBN 978-3-89575-071-7 / 102 Seiten

Ein faszinierender Bericht über das Weiterleben nach dem Tode. Estelle Stead erhielt auf medialem Wege aufrüttelnde Nachrichten. Das Buch gibt Antwort auf die Frage, ob bzw. in welcher Form es ein Weiterleben nach dem Tode gibt.

Maria Elisabeth

Seelenbewußtsein

ISBN 978-3-89575-147-9 / 128 Seiten

Alle Menschen werden ohne besondere Vorbereitung für ihr Leben in diese Welt hineingeboren. Manche brauchen viel Zeit, um sich hier zu integrieren und zurechtzufinden. Dieses Buch ist wie ein kleiner Fahrplan zu Ihrem Leben sowie zu den Dingen, die Ihnen begegnen.

Gaye Muir

Brücke zwischen den Welten

ISBN 978-3-89575-123-3 / 255 Seiten

Gaye Muir erstattet über viele Aspekte der Medialität Bericht. Dies reicht von essentiellen Gesprächen mit ihrem Geistführer bis hin zu fundierten Ratschlägen für die Entwicklung ihrer spirituellen Fähigkeiten.

Dr. Joseph Murphy

Glück und Reichtum - ein Leben lang

ISBN 978-3-89575-055-7 / 88 Seiten

Glück und Reichtum - sowohl innerlich als auch äußerlich - müssen durchaus kein Wunschtraum sein. Der weltbekannte Lebenslehrer weist Ihnen hierzu den Weg.

Stefanie Müller-Dreesen

Mobbing und Bossing - Hilfe was tun -

ISBN 978-3-89575-111-0 / 80 Seiten

Für alle, die zum Mobbingopfer geworden sind und nicht wissen, wie sie diese schwierige Situation überwinden können, sowie für jene, die Betroffenen zur Seite stehen möchten.

Dick Hellwich / Rolf Mihm
Erwecke die Pendelkraft in Dir
ISBN 978-3-89575-124-0 / 94 Seiten
Die Autoren führen behutsam Schritt-für-Schritt in die „Geheimnisse" des Pendelns ein. Ein Buch nicht nur für Einsteiger. Selbst der Fortgeschrittene wird eine Menge neuer und interessanter Erkenntnisse erlangen.
Einer umfassenden Einführung in das Pendeln folgen über 90 Pendeltafeln die viele Bereiche des Lebens abdecken.

Rupert Johann Wolkerstorfer
Sie fragen - die Bibel antwortet
ISBN 978-3-89575-167-7/ 500 Seiten
Der Autor beantwortet jede Frage mit einem Zitat aus der Bibel und interpretiert dann dieses Zitat auf die heutige Zeit. Damit beweist Rupert Johann Wolkerstorfer, dass die Bibel auch heute noch hochaktuell und zeitlos ist und auch zu heutigen Problemen die richtige Antwort geben kann. Mit diesem Werk schafft der Autor Abhilfe für viele Christen zu heutigen Sorgen und dem richtigen Umgang mit ihnen im Sinne Gottes.

Yves Kraushaar
Moses - Größter Prophet aller Zeiten
ISBN 978-3-89575-134-9 / 207 Seiten / Großformat 30 x 21,5 cm
Die Bedeutung der 10 Gebote - Wie sind die Bücher Moses entstanden? - Weshalb wurde sein 6. und 7. Buch unter den Richtern und Königen versteckt und später vernichtet? - Was hat der Orden der Essener mit Moses zu tun? - Wohin und wodurch ging der 40-jährige Wüstenmarsch? - Wovon ernährten sich 2,4 Millionen Flüchtlinge - Geheimnis des Schöpfungsberichts - Was hat der 7-armige Leuchter (Menora) mit dem Energiebild des Menschen zu tun?

Rajah von Aundh
Das Sonnengebet
ISBN 978-3-89575-096-0 / 96 Seiten
Yoga- bzw. Körper- und Atemübungen die jeder - egal welchen Alters - ausüben kann. Die Übungen beanspruchen nicht nur einen einzelnen Teil des Körpers, sie wirken auf jede Zelle und jede Sehne, verleihen neue Kraft und Harmonie.

Krishnamurti

ermutigt alle Antworten nur in sich selbst zu suchen und zu finden. Eine Herausforderung für jene, die sich ein Konzept von dieser Welt gemacht haben und meinen, nun wüssten sie, wie alles abläuft.

Das Netz der Gedanken

ISBN 978-3-89575-059-5 / 98 Seiten

Der Lebenslehrer versucht nicht, den Leser zu einer bestimmten Denkrichtung zu überreden und ihn auch keinem noch so sanften Druck auszusetzen. Er versucht vielmehr, gemeinsam über menschliche Probleme nachzudenken.

Leben ohne Illusionen

ISBN 978-3-89575-057-1 / 109 Seiten

Krishnamurti befaßt sich in diesem Buch mit dem Gesamtproblem des menschlichen Daseins. Er lenkt die Aufmerksamkeit auf Fragen der Meditation, der Liebe, des Mitleids, der Angst und auf die Schmerzen des Menschenlebens mit all´ seinem Leid, Terror und Gewalt. zu überreden und ihn auch keinem noch so sanften Druck auszusetzen. Er versucht vielmehr, gemeinsam über menschliche Probleme nachzudenken.

Das Tor zu Neuem Leben

ISBN 978-3-89575-058-8 / 159 Seiten

Inhalt: Das ICH und die Gesellschaft - Das Ende des Leidens - Gesprächsdiskussion - Der Tod gehört zum Leben - Grundlagen der Meditation - Der religiöse Mensch - Wer ist Krishnamurti?

In Kommunion mit dem Leben

ISBN 978-3-89575-060-1 / 157 Seiten

Inhalt: Das Problem der Freiheit - Aufhebung aller Probleme - Kommunion - Mutation - Lebensangst - Der Quell des Lebens - Vollkommenes Handeln - Einheit von Leben und Tod - Der Grund des Schweigens - Wahre Religiosität.

Manfred Kyber
Tierschutz und Kultur
ISBN 978-3-89575-081-6 / 291 Seiten
„Dieses Buch müsste jedem, nicht nur dem Tier- oder Naturschützer, zur Pflichtlektüre übergeben werden.

Renate Gallert
In den Fängen des Guru
ISBN 978-3-89575-140-0 / 312 Seiten
Eine fesselnde, auf Tatsachen beruhende Reise in die mystischen Lehren der Brahmanen und die Gesetze des Karmas.

Raffael Boriés
Sterben - Wandlung im Leben
ISBN 978-3-89575-07-3 / 107 Seiten
Verschiedene Betrachtungsweisen zu den Themen Sterben und Tod helfen, die Angst zu mindern und mutig das Leben zu meistern.

Gertraud Schnabel
Deine Seele - gleich wie ein Schmetterling
ISBN 978-3-89575-137-0 / 96 Seiten
In Verbindung mit den inspirierenden Fotomotiven haben Sie ein wunderbares Werk in der Hand, um damit zu sich selbst zu finden.

Gertraud Schnabel
Die Leichtigkeit eine gesunde und harmonische Partnerschaft zu leben
ISBN 978-3-89575-138-7 / 96 Seiten
Neue einfache Wege, die Partnerschaft wieder in Balance zu bringen.

Dr. Masaharu Taniguchi
Erziehung zum Göttlichen
ISBN 978-3-89575-033-5 / 279Seiten / Hardcover
Der bekannte japanische Lebenslehrer gibt Ihnen einen Leitfaden, mit dem Sie Kindererziehung in ganz neuem Licht sehen werden.

Ulrike Maria Lembke
Willkommen im Licht
ISBN 978-3-89575-155-4/ 136 Seiten
Der Tod - das viel umwitterte Geheimnis vom Ende des Lebens. Doch was kommt danach?
Ulrike Maria Lembke lüftet nicht nur das Geheimnis um das Leben nach dem Tod, sondern vor allem und in erster Linie erläutert sie würdevolles Sterben, den Prozess Sterben an sich und den Umgang mit der Erkenntnis:
Das Sterben gehört unweigerlich zum Leben und kann - richtig gelebt - den Betroffenen und die Angehörigen beflügeln und die Trauer erleichtern, denn der „Tod hat keine Bedeutung".
„Willkommen im Licht"
beinhaltet die Auseinandersetzung mit einem der größten TABU-Themen überhaupt. Das Ende des Lebens wurde in der westlichen Gesellschaft jahrzehntelang möglichst „unsichtbar" gehalten. Doch das Geheimnis um den Tod ist längst gelüftet.
Neueste wissenschaftliche Erkenntnisse und uraltes Wissen helfen, die Ungewissheit am Ende des Lebens aufzuheben und gleichzeitig glücklich im Jetzt zu leben.

Sylvia Barbanell
Wenn Deine Tiere sterben
ISBN 978-3-89575-070-0/ 256 Seiten
„Liebe ist das Grundprinzip allen Lebens. Der Tod kann die Stimme der Liebe weder in Menschen noch in Tieren zum Schweigen bringen. Liebe ist die treibende Kraft des Universums, Liebe leitet alles Leben und Liebe sucht - durch den Menschen - Auswirkungen auf alle Kreaturen, seien sie der Menschheit ebenbürtig oder untergeordnet."

K.O. Schmidt
Die Götter des Sirius
ISBN 978-3-89575-063-2 / 88 Seiten
Berichtet wird von geistigen Kontakten mit göttergleichen Wesen der Sirius-Welt, von ihrem Aussehen, ihrem Leben, ihrer Evolution und ihren einstigen Raumfahrten.

Gudrun Leyendecker

Bandits. Ich Lebe

ISBN 978-3-89575-164-6 / 337Seiten

Ein Roman, der romanhafte Biografien darstellt, dabei geht es um Kinder aus aller Welt, die unter schwierigen Umständen leiden oder seelisch und körperlich misshandelt werden. Es geht nicht nur um Zivilcourage, die in den Lesern geweckt werden soll. Es geht auch um das Verständnis für die jeweilige Situation der Kinder im Elternhaus, die unerkannt die negativen Lebensumstände der Kinder zu schrecklichen Ereignissen eskalieren lässt, ausgesetzt sind.
Eine Liebeserklärung an das Geschöpf Mensch.
Wer ist David?
Vielleicht kennen Sie ihn, und es ist der Junge von Nebenan, der Sie immer so freundlich grüßt?
Lea ist Ihnen bestimmt auch schon begegnet, auf dem Weg zum Kindergarten, hüpfend und singend...
Und Bruno stand möglicherweise gestern hinter Ihnen an der Supermarktkasse...
"Bandits. Ich lebe" öffnet Ihnen die Tür zu verborgenen Räumen und angstvollen Herzen.

Manfred Krames

Buddhas geheime Botschaft

ISBN 978-3-89575-160-8 / 132 Seiten

Der vor 2560 Jahren lebende Buddha wollte der Nachwelt ein einzigartiges Geschenk hinterlassen: eine Anleitung zum leidfreien Dasein. Seine Botschaft ist ein Aufruf zu kompromissloser Selbstfindung, und dass wir gemäß unserer Natur und Berufung leben sollen - selbst wenn dieser Weg konträr zu allen gesellschaftlichen Normen und Vorgaben steht.

„Sie werden Antworten finden, die sich über die Theorie hinaus praktisch umsetzen lassen und Ihr Leben positiv verändern werden. Dieses Buch präsentiert Ihnen die Essenz der Lehre Buddhas in einer neuen, revolutionären Weise. Sie werden schrittweise erkennen, dass beide Großmeister, Jesus und Buddha, in die selbe Richtung zeigten, und dass beide von Machthabern missbraucht wurden."

Gudrun Leyendecker
Zauberkraft der Liebe
ISBN 978-3-89575-110-3 / 160 Seiten

Wirklichkeit und Märchenwelt verbinden sich zu einer abenteuerlichen Liebesgeschichte.
Lassen Sie sich doch einfach mal verzaubern.

E´Lassa
Yippijayeah - Glücksfaktor Zahl
ISBN 978-3-89575-188-2 / 120 Seiten

Das Glück finden und seine Bestimmung leben - es kann so einfach sein. Wenn man seinen Zahlencode kennt, kann man gezielt seine Stärken entwickeln und an den eigenen Schwächen arbeiten. Mit vielen Übungen und praktischen Tipps erleichtert E´Lassa die Arbeit mit dem Zahlencode und weist auf viele interessante Verhaltensweisen hin.
Unterhaltsam und mit einfachen Worten beschreibt die Autorin die Zahlen und die dahinterstehenden Auffälligkeiten und Aufgaben. So kann wirklich jeder seinen Zahlencode ermitteln, ohne lästige Rechnerei, und zur Erfüllung finden.
Erkennen Sie Ihren Zahlencode und bewältigen Sie Ihre Lebensaufgabe. Wenn Sie dies erreicht haben, wird Ihr Leben leicht und unbeschwert - eben einfach „Yippijayeah".

Arthur M. Abell
Gespräche mit berühmten Komponisten
ISBN 978-3-89575-047-2 / 192 Seiten

Richard Strauss - Brahms - Puccini - Humperdinck - Max Bruch - Edvard Grieg.
Über die Entstehung ihrer unsterblichen Meisterwerke.

Xenia-Linda Posch
Erwecke die Kraft des Kartenlegens in dir
ISBN 978-3-89575-149-3 / 105 Seiten

Zwei komplette Kartenlegekurse in einem Buch zusammengefasst! Wenn Du dieses Buch durchgearbeitet hast, wirst auch Du das Kartenlegen mit den Lenormand- und den Tarotkarten beherrschen.

Jutta Westphalen

Der Flug der Falkenfrau

ISBN 978-3-89575-157-8 / 324 Seiten mit CD (77 Minuten)

Wer mit der eigenen Seele vereint ist, kann aussteigen aus der täglichen Hektik, sich wieder mit der Natur verbinden und ein harmonisches Leben führen. Jutta Westphalen leitet behutsam an, so dass Leser wie Hörer ihre Seelenlandschaft bereisen, dort ihr Krafttier kennenlernen und auch die unerschöpflichen Kräfte der vier Archetypen erfahren können: Die Energie der inneren Heilerin, Seherin, Kriegerin und Lehrerin.

Buch und Audio-CD eignen sich sehr gut für den privaten Gebrauch, um eigene Stärken praktisch zu erfahren. Gleichzeitig ist es eine Fundgrube für Therapeuten, da es zahlreiche Anregungen für neue Wege der Selbsterfahrung aufzeigt. Mit diesem uralten Wissen können Stress in Stärke gewandelt werden. 13 Berichte von schamanischen Reisen wie »Der Flug der Falkenfrau« machen Lust auf eigene Erfahrungen

Martin Knolle - Vater von 12 Kindern und evang. Pfarrer möchte mit seinen heiteren Anekdoten ein wenig Freude in unseren Alltag bringen.

„Väter haben immer Recht“

Wenn du, lieber Mann, dem nicht nicht zustimmst, wenn du darauf nicht eisern besteht, wenn du die Anerkennung dieses Grundsatzes nicht gleich am Anfang deiner Ehe oder besser noch schon bei deiner Verlobung durchsetzt und darauf besteht als conditio sine qua non, dann bist du - das kann ich dir jetzt schon sagen - verloren. Aus dir wird nie ein Mann und erst recht kein Vater...

Väter haben immer recht

ISBN 978-3-89575-042-7 / 62 Seiten

Die Erbmasse

ISBN 978-3-89575-045-8 / 62 Seiten

Die Nacht des Gekreuzigten

ISBN 978-3-89575-046-5 / 62 Seiten

Ein fröhlich Herz ist die beste Arznei

ISBN 978-3-89575-043-4 / 62 Seiten

Mit seinen Kindern bleibt man jung

ISBN 978-3-89575-044-1 / 62 Seiten

Die von Manfred Ullmer zusammengestellten Bücher bestechen durch ihre einmalige Anmut und Schönheit.
Bezaubernde meditative Mandalas, die bis in die tiefsten Schichten unserer Seele hineinwirken. Texte, die zum Nachdenken und Träumen anregen.

Erkenntnisse für alle Lebenslagen

ISBN 978-3-89575-127-1 / 160 Seiten

Egal wo Sie sind - egal wie gestresst Sie sind... es ist immer die richtige Zeit dieses Buch zur Hand zu nehmen...
... auf den einzelnen Seiten zu schmöckern und in einen tiefen Augenblick der Liebe und Besinnung einzutauchen...
... und falls Sie einem ganz besonderen Menschen eine Freude machen wollen verschenken Sie es einfach.
Manfred Ullmer hat in diesem Buch sein Lebenswerk auf den Punkt gebracht.

Weitere Titel von Manfred Ullmer:

jeweils 64 Seiten

Sprüche und Pointen

ISBN 978-3-89575-125-7

Wege durch das Leben

ISBN 978-3-89575-119-6

Neue Wege durch das Leben

ISBN 978-3-89575-122-6

Gedanken auf dem Weg

ISBN 978-3-89575-117-2

All das wünsche ich Dir

ISBN 978-3-89575-121-9

Weg zur Kraft

ISBN 978-3-89575-126-4 / 112 Seiten

Hermann Hesse schrieb schon im Sommer 1919: „Die Weisheit, die uns Not tut, steht bei LAO TSE, und sie ins „Europäische“ zu übersetzen ist die einzige Aufgabe, die wir zur Zeit haben.“

Artha Verlag
Grüntenseestr. 42
D 87466 Oy-Mittelberg